U0383375

DK体检与
健康手册

［英］英国DK公司　编著

钱云　孙小楠　杨继虹　译

清华大学出版社

北京

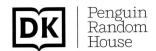

Original Title: BODY MOT
Copyright©2020 Dorling Kindersley Limited
A Penguin Random House Company

北京市版权局著作权合同登记号

图字：01-2022-2071

本书封面贴有清华大学出版社防伪标签，无标签者不得销售。

版权所有，侵权必究。举报：010-62782989，beiqinquan@tup.tsinghua.edu.cn。

图书在版编目（CIP）数据

DK体检与健康手册 / 英国DK公司编著；钱云, 孙小楠, 杨继虹译. — 北京：清华大学出版社，2022.5

 书名原文: BODY MOT

 ISBN 978-7-302-60694-9

 Ⅰ. ①D… Ⅱ. ①英… ②钱… ③孙… ④杨… Ⅲ. ①体格检查－手册 ②健康－卫生管理学－手册 Ⅳ. ①R194.3-62 ②R19-62

中国版本图书馆CIP数据核字(2022)第069331号

责任编辑：陈凌云
封面设计：网智时代
责任校对：袁　芳
责任印制：杨　艳

出版发行：清华大学出版社
　　　　　网　　址：http://www.tup.com.cn，http://www.wqbook.com
　　　　　地　　址：北京清华大学学研大厦A座　　　　　邮　编：100084
　　　　　社 总 机：010-83470000　　　　　　　　　邮　购：010-62786544
　　　　　投稿与读者服务：010-62776969，c-service@tup.tsinghua.edu.cn
　　　　　质量反馈：010-62772015，zhiliang@tup.tsinghua.edu.cn
印 装 者：当纳利（广东）印务有限公司
经　　销：全国新华书店
开　　本：190mm×227mm　　　印　张：12　　　字　数：485千字
版　　次：2022年7月第1版　　　　　　　　　印　次：2022年7月第1次印刷
定　　价：98.00元

产品编号：095645-01

For the Curious
www.dk.com

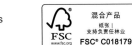

读者须知

本书以主题形式提供了丰富的医学信息，作者和译者已尽一切努力确保书中信息准确。但是，本书并不能代替专家的医疗建议，也不能作为医疗、保健、制药或其他专业建议的依据。建议您咨询医生或其他健康专业人士，了解有关个人健康问题的具体信息。在改变、停止或开始任何治疗前，请向医生进行咨询。不要忽视专家的医疗建议，也不要因为从本书中获得的信息而延迟咨询或治疗。本书提到的任何产品、治疗方法或组织的名称，并不意味着顾问、撰稿人或出版商的认可，省略任何此类名称也不表示不认可。对于因使用或误用本书中的信息和建议而直接或间接导致的任何人身伤害或其他损害或损失，顾问、撰稿人、出版商和经销商不承担任何法律责任。

中文版序

心脑血管疾病的死亡人数占全球死亡人数的1/3，被称为人类健康的头号杀手。调查显示，我国几乎每5人中就有1人是心脑血管疾病患者，总数高达3.3亿。而且，随着人口老龄化问题日益显现，肿瘤的发病率和病死率也呈逐渐增高的趋势，其中又以呼吸系统和消化系统肿瘤居多，给家庭和国家造成了巨大的经济负担和精神伤害。唤起我国民众对心脑血管疾病、肿瘤及其危险因素的关注和预防，提升国民卫生健康的素养，已经刻不容缓。

《DK体检与健康手册》是一本了解自身健康状况、掌握健康体检、优化身体状况的基本手册，由英国DK公司组织专业医生编写，配以翔实、生动的示意图片，详细介绍了常见的医学检查和健康评估项目，展示了常见检查项目的工作原理、数值含义及需要采取的应对措施，包含方便用户的信息和实用的生活方式建议，是一本难得的既简单易懂又非常专业的健康保健手册。

本书内容丰富、专业、严谨、实用、简单易懂，通过阅读本书，希望更多的读者朋友能够关注健康，拥有健康的生活方式，了解并掌握体检方法、健康指标等相关知识，从而达到预防疾病、早期诊断、早期治疗，并最终降低发病率和病死率的效果。

参与本书翻译、审核的钱云教授和申勇教授都是我国相关医学领域的佼佼者，多年的从医经历让他们深感疾病的预防比治疗更重要。

值此中文版出版之际，我谨向参与本书审、译的钱云教授、申勇教授、孙小楠记者、钱云教授的学生（杨继虹医生、张馨月医生、黄倩倩医生、吴华医生、毛菲医生）表示衷心的祝贺及由衷的感谢。

徐州市第三人民医院副院长、心脏大血管中心主任 高 峰

2022年3月

前言

  《DK体检与健康手册》是一本英国医学专家编写的内容翔实、细致、专业的体检科普著作, 书中精美的插图和照片十分细致、形象, 具体讲解了体检中遇到的各种情况, 标清了各项体检指标的数值及含义。本书既是一本可以对照体检结果进行自测、自查的工具书, 又是一本医学科普书。

  本书详细讲解了健康体检的类型和方法, 涵盖了大部分健康体检项目, 全面系统地梳理了体检项目的知识要点, 涉及身高体重、血压心率、呼吸系统、消化系统、神经系统、泌尿生殖系统、骨骼肌肉、视力、听力、口腔牙齿、心理情绪等方面的健康检查。在解释各项体检指标的同时, 本书还有针对性地提出了优化健康状况的具体方法, 如健康饮食、坚持锻炼、疫苗接种、保持心理健康等。全书最后为读者提供了索引, 方便读者查阅。

  本书由南京医科大学第二附属医院生殖科主任钱云教授及其团队(杨继虹医生、张馨月医生、黄倩倩医生、吴华医生、毛菲医生)和笔者共同翻译, 由徐州市第三人民医院心脏大血管中心主任高峰与国际著名神经学领域专家申勇教授共同审核, 由著名心外科专家孙立忠、顾承雄和清华大学长庚医院的薛亚军联袂推荐并题写推荐语。参与本书翻译、审核、推荐的医学专家均是我国医学界的领军人物, 这些医学专家的加持与护航使得本书熠熠生辉, 犹如为本书镶嵌上了钻石般的边框。

  感恩引进本书版权的清华大学出版社, 感恩所有译者和审核人员, 希望本书的出版能为读者的身体健康尽到一份绵薄之力。

中国人民大学外国语学院 孙小楠

2022年3月

内容介绍

近年来，医药卫生领域发生了一场悄无声息的革命，从传统观念上的强调治疗逐渐转向强调预防。此外，预防医学本身的概念也有所扩大，即从单纯地预防疾病发展到积极采取措施优化身体状况。优化健康状况这一新趋势的关键在于对特殊情况进行筛查，并定期监测血压等重要健康指标，以发现潜在问题的早期迹象，从而在问题发展成疾病前及时处理。此外，新技术可以帮助人们自行监测身体各方面的健康状况，尽早得到专业医疗建议。专业医务人员也从新技术中受益良多，得以为受检者提供一系列复杂的身体检查和测试。

但随着可供选择的身体检查项目越来越多，人们也开始难以选择。本书旨在揭开健康筛查和检测的神秘面纱，帮助人们在监测和维护健康方面做出正确的选择。本书分为四部分：第一部分"监测健康状况"是关于健康和身体检查的概述，其中涵盖了影响健康的因素和检查身体的方法；第二部分"成人常规体检"阐述了最常见和最有用的检查项目的详细信息，不仅包括专业医务人员可能进行的检查，而且还包括一些自我监测项目，如皮肤检查；第三部分"优化健康状况"提供了许多切实可行的建议，包括从饮食和锻炼到疫苗注射和心理健康信息建议，尽可能为人们保持健康提供帮助；最后一部分"其他检查与记录表"，包括一些重要但不常用的医学检查信息，如组织样本的活检分析、其他可供选用的医疗筛查项目，以及可供复制和使用的表格（可用来记录自己和家人的身体检查结果）。

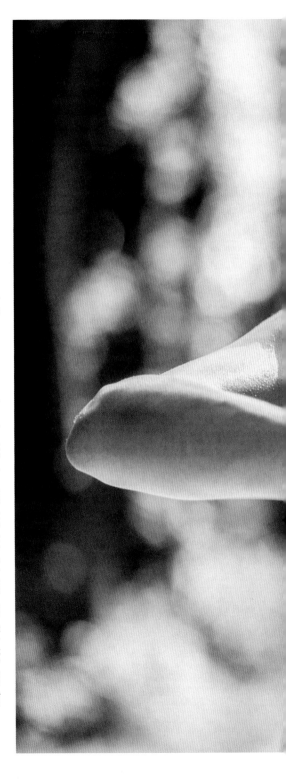

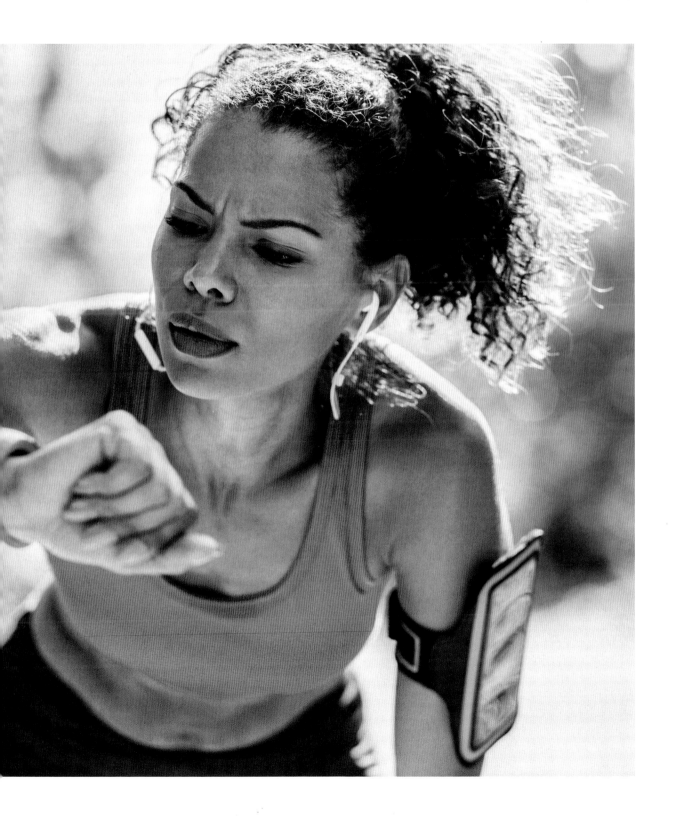

目录

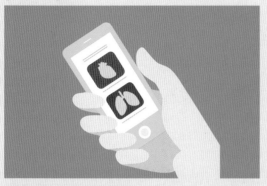

监测健康状况

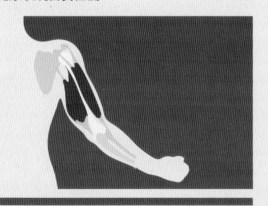

成人常规体检

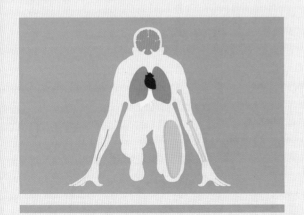

优化健康状况

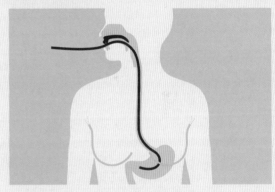

其他检查与记录表

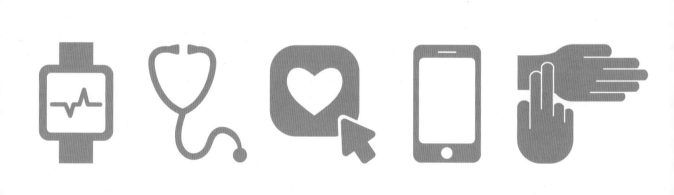

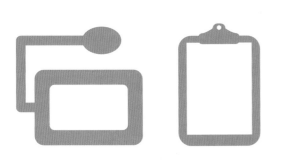

监测健康状况

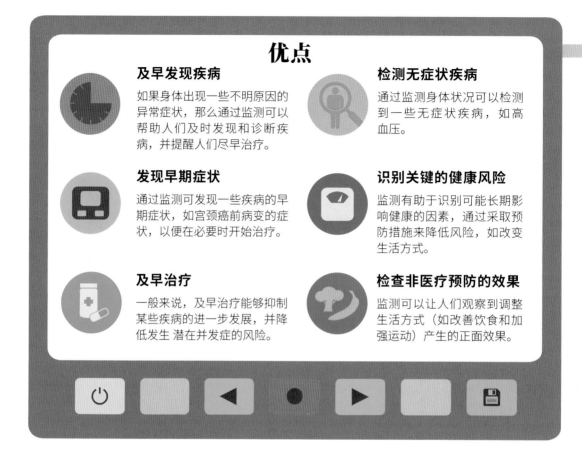

为什么要监测健康状况

健康指人的身心都处于良好的状态，而不仅仅是没有疾病。一般来说，大多数人在多数情况下都处于健康状态。但监测健康状况仍必不可少，因为通过监测健康状况可以检测出风险因素，或是发现预示着健康出现问题的早期迹象。

监测的优缺点

监测为人们提供了了解自己身体的良好途径，以及改变自身健康状况的机会。通过监测及早发现病情甚至可以延长预期寿命。例如，通过监测发现糖尿病前期症状，并及早采用医疗预防措施、改变生活方式，可将疾病的发病时间推迟数年。

不过，监测一定要注意结果的准确性，以避免因错误的阳性结果而进行不必要的深入检查，或因错误的阴性结果而忽视关键症状。尽管身体健康状况监测有一定的局限性，但总的来说利大于弊，因为它能够帮助人们发现早期身体问题，并识别早期风险因素，以便采取适当的措施。

缺点

有限的准确性

没有一项医学检查能为人们提供完全准确的结果。自我监测可能会出现假阴性或假阳性结果。

假阳性结果

假阳性结果指某项健康监测结果提示受检者患有某种疾病，但事实上并没有患病。

假阴性结果

假阴性结果指某项健康监测结果显示受检者并没有患上某种疾病，但事实上已经患病。

不必要的检查

假阳性结果可能会误导人们进行不必要的深入检查。

压力

进行监测并等待结果的过程会给人一定的压力。阳性结果可能会导致更大的压力，即便最后被证实是假阳性。

短期的健康信息

健康监测只能提供监测期间的健康信息。即使现在的检查结果为阴性，将来也还是有可能患上某些疾病。

环境因素和个人因素

影响身体状况的因素有很多，其中有些是无法控制的，包括环境因素（如安全的饮用水和清洁的空气）和个人因素（如年龄、性别和遗传因素）。

环境因素

环境对健康起着重要作用，它决定了人与各种可能影响个人健康的物质（如可能被摄入、吸入或通过皮肤吸收的有害物质）的接触状况。健康的环境不仅可以降低某种健康问题出现的可能性，还可以延长寿命。

安全的饮用水

清洁的饮用水和良好的卫生条件，能够有效地减少水媒感染和有害化学物质带来的风险。

清洁的空气

无论是在室内还是室外，无污染的空气都能显著降低患呼吸道疾病的概率。

良好的居住环境

良好的居住环境有助于减少各种感染的传播，最大限度地减少人接触有害物质的机会。

完善的公共交通系统

完善的公共交通系统可以减少汽车的使用，从而减少污染。建设更好的人行道、自行车道和跑道，可以促进人们加强锻炼。

健康的工作场所

良好的工作场所可以使人尽量避免暴露在不安全的环境中，还可将患上职业病的风险降到最低。

良好的社会服务

便利、高质量的社会服务（如保健服务）可以确保人的基本需求得到满足。这对有特殊保健需求的人尤为重要。

个人因素

除了环境因素外，身体状况还会受到很多个人因素的影响。其中许多因素取决于父母，如遗传基因、人种和家族病史。家人和同伴还可以通过更具化的行为方式等来影响个体健康（见第6、7页）。

年龄

一般来说，身体健康状况随着年龄的增长而下降。因此，锻炼和饮食应随着年龄增长进行调整。人们应与朋友和家人保持联系，关注身心健康。

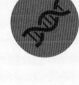

遗传

父母的基因决定了后代的许多特征，如头发颜色和对各种疾病的易感性。在某些情况下，可能还会因为基因突变导致患病。

性别

一般来说，女性比男性长寿。男性和女性所患疾病往往也不同。例如，男性可能患前列腺癌，女性则可能患宫颈癌。

人种

人种对个体健康也会产生影响。它会影响文化、生活方式和风俗习惯，这些因素又会影响个人饮食和习惯（如吸烟），并可能使人们更容易患上某些疾病（如糖尿病）。

家族病史

有些疾病往往与家族遗传有关，如哮喘和心脏病。了解家族病史有助于发现潜在的健康问题，并促使人们采取措施，降低患病风险。

个人病史

个人病史（如免疫接种、疾病和药物治疗）不仅会影响目前的健康状态，可能还会引发患上其他疾病的风险，从而影响未来的健康。

体重

保持健康的体重对身体健康十分重要。体形也很重要，腹部周围堆积大量脂肪不利于健康。

身高

身高对健康的影响目前尚不明确。一般来说，与身高较低的人群相比，身高较高的人群患心脏病和痴呆症的概率较低，但患某些癌症的概率较高。

行为因素

除了环境因素和个人因素外，行为因素也会影响个体健康。不过，行为因素在很大程度上处于可控范围内，例如，人们可以自行决定饮食和运动量，积极地改善健康状况。

饮食

健康的饮食可以降低患上肥胖症、糖尿病等疾病的风险。多吃蔬菜、水果和富含纤维素的食物，摄入适量的不饱和脂肪，吃低脂蛋白质，可以最大限度地提高健康水平。

锻炼

定期锻炼可以提高生活质量，促进心理健康，延长预期寿命。为了保持健康，建议每周至少进行150min（分钟）的运动来提高心率。

吸烟

对吸烟者来说，戒烟能有效改善健康状况。戒烟永远不嫌晚。越早戒烟，患上相关疾病的风险就越小。

滥用管制药物

必须按照专业医务人员的建议服用药物。滥用管制药物会严重损害身心健康，甚至引发致命的危害。此外，滥用管制药物还会影响人际关系和工作生活。

饮酒

过度饮酒会严重损害健康。饮酒越多，出现健康问题的风险越大。无节制地过度饮酒会让人降低甚至丧失自控能力。

睡眠

大多数成年人每晚需要7～9h（小时）的睡眠时间。良好的睡眠可以提升注意力、活力和积极的情绪。锻炼、减少使用计算机的时间、减少酒精的摄入都有助于改善睡眠。

生活方式与身体状况

生活方式会对个体身体状况产生很大的影响。在某种程度上，个人的生活方式会受到家人和同伴的影响。如果家人和同伴遵循健康的生活方式，例如定期锻炼、不吸烟、不滥用管制药物，就会给自己带来积极的影响。不过，选择哪种生活方式归根结底还是取决于自己。

人际关系
与家人、朋友和所居住的社区居民建立起良好的人际关系，对身心健康都十分重要。这有助于保持心理健康、延长寿命、拥有更幸福的生活。

社交和休闲活动
积极参与社交和休闲活动，有助于减轻压力、改善身心健康。社会孤立和患病率提高都与生活满意度下降有关。

性健康
安全的性生活可以降低性传播感染的风险，降低意外怀孕的可能性。

职业
高质量的工作有利于身心健康。所谓"高质量"，应当包括理想的薪资、安全的工作环境和较高的工作满意度等基本要素。

压力
在短期内，一定的压力可以起到激励作用。但长期的压力会损害身体健康，引起焦虑和抑郁。

收入
高收入人群患精神疾病、吸毒、酗酒或吸烟，以及出现情绪问题的风险通常较低，其中的原因尚不明确。

身体检查的类型

身体检查有多种类型可供选择，包括医院的常规检查、单位体检，以及某些职业或组织所要求的特定检查——目的是识别那些有患特定疾病风险的人和确保职员达到执行特定工作所需的健康标准。人们可由专业医务人员进行医疗检查（见第10、11页），也可以在家或在线进行健康状况自我检测（见第12、13页）。

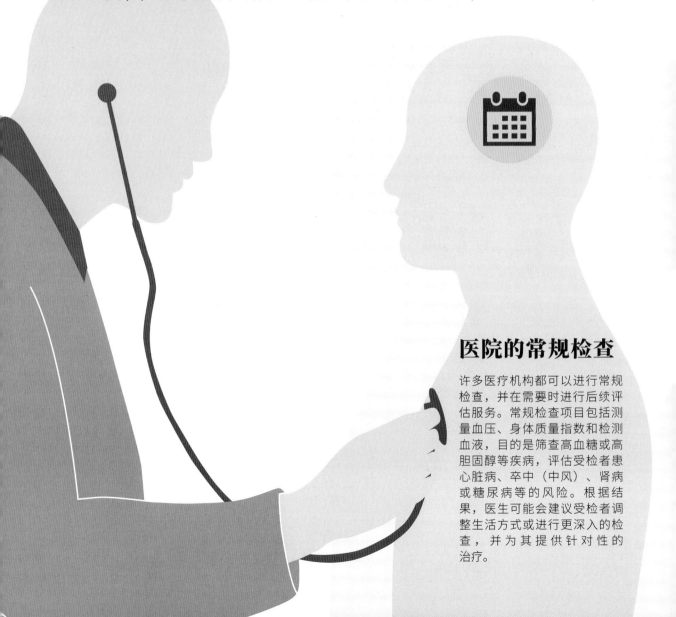

医院的常规检查

许多医疗机构都可以进行常规检查，并在需要时进行后续评估服务。常规检查项目包括测量血压、身体质量指数和检测血液，目的是筛查高血糖或高胆固醇等疾病，评估受检者患心脏病、卒中（中风）、肾病或糖尿病等的风险。根据结果，医生可能会建议受检者调整生活方式或进行更深入的检查，并为其提供针对性的治疗。

健康状况调查

健康状况调查用于评估受检者的基本健康状况，只需收集一些背景信息就可帮助医生进行评估。

- 了解直系亲属的病史，尤其是卒中、心脏病、糖尿病或高胆固醇以及癌症等，包括他们的发病年龄。
- 列出常用药物，包括非处方药，如镇痛药、维生素和矿物质补充剂，以及非药物制剂。
- 列出所有已知的不耐受或过敏反应。
- 带上已接种疫苗的清单，并标注接种时间。
- 写下顾虑的问题或想咨询专业医务人员的问题，如相关的家庭病史。

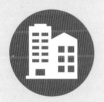

单位体检

许多公司会在员工入职时进行体检，并对员工的身体健康状况进行持续监测。单位体检的项目与医院的常规检查相似，一旦发现异常，通常会将受检者转送到医院就诊。有些职业还必须进行额外的检查。例如，公共汽车或火车司机需要定期接受特定的工作评估检查；民航飞行员必须定期更新医疗证明。

其他身体检查

其他组织也可能要求进行身体检查。体育机构要求运动员在参赛前必须接受心脏检查和药物测试。保险公司可能会要求投保人在签署保单前进行体检。当人们准备加入健身俱乐部或报名参加私人教练课程前，也可能会被要求进行一系列的健康和体能测试。某些研究运动鞋的专家也会对相应人群进行步态评估。

医疗检查

医疗检查有多种形式，既包括为检查器官功能而进行的血液样本检测、二维或三维的人体影像扫描，也包括医生对人体内部器官进行的检查。它们可用于评估某些症状或监测慢性疾病。

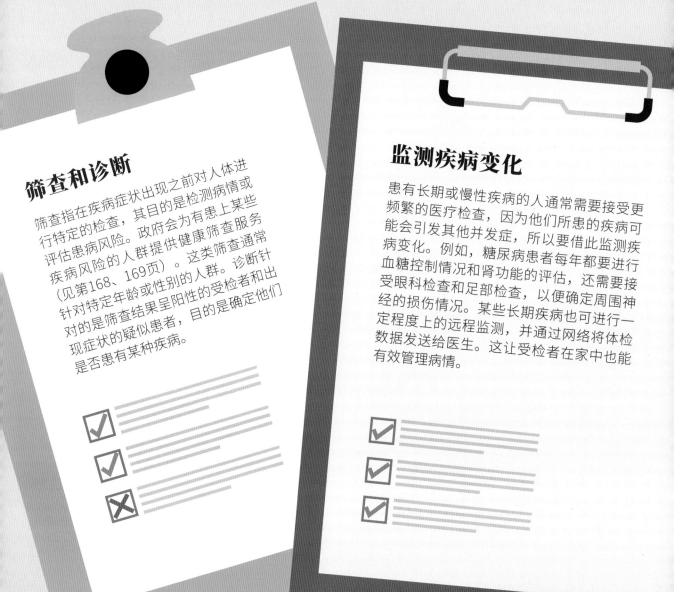

筛查和诊断

筛查指在疾病症状出现之前对人体进行特定的检查，其目的是检测病情或评估患病风险。政府会为有患上某些疾病风险的人群提供健康筛查服务（见第168、169页）。这类筛查通常针对特定年龄或性别的人群。诊断针对的是筛查结果呈阳性的受检者和出现症状的疑似患者，目的是确定他们是否患有某种疾病。

监测疾病变化

患有长期或慢性疾病的人通常需要接受更频繁的医疗检查，因为他们所患的疾病可能会引发其他并发症，所以要借此监测疾病变化。例如，糖尿病患者每年都要进行血糖控制情况和肾功能的评估，还需要接受眼科检查和足部检查，以便确定周围神经的损伤情况。某些长期疾病也可进行一定程度上的远程监测，并通过网络将体检数据发送给医生。这让受检者在家中也能有效管理病情。

针对高危人群的附加检查

那些长期受到疾病干扰的人，患其他相关疾病的风险更高，因此需要进行更进一步的筛查。例如，1型糖尿病患者可能需要进行腹腔疾病和甲状腺疾病等自身免疫性疾病的筛查。服用某些特定药物的人群可能也需要进行附加检查，以确保用药剂量正确或是不会引起并发症。例如，有些降压药物可能会导致肾脏损伤。

如果受检者有家族遗传病史，那就可能需要通过血液检测来评估患病风险。由于有些病症无法治愈，所以可能还需要进行基因检测。在基因检测之前，通常要事先为受检者提供相关咨询，以帮助他们了解可能的影响。

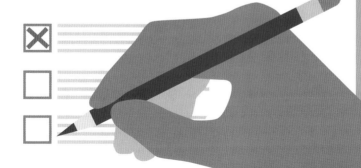

健康状况自我检测

健康状况自我检测的好处在于，它能让人们实时了解自己的健康状况和影响健康的因素。每天记录自己的身体变化，出现异常时立即咨询医生。

自我检测

一般情况下，无论身体的健康变化多么微小，最先注意到的人都是自己。对糖尿病等慢性病患者来说，每天都需要监测血糖水平；对哮喘病患者来说，则可能需要测量呼气峰值流量。除此之外，了解其他潜在重大健康问题的常见症状和体征也很重要。为了保持健康，应留出时间进行身体检查，最好每月一次。例如，检查是否有新出现的肿块或色素痣（见第90、91页）。如果发现大便带血或不明原因的腹胀、腹痛或体重减轻等异常变化，应立即咨询专业医务人员。

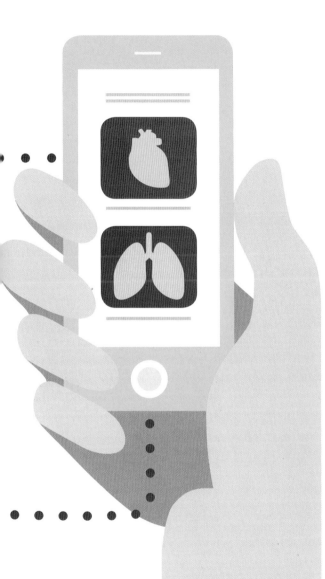

在线检测

许多网站可以帮助人们排查健康问题，如视力问题，还可以通过填写在线问卷检查是否有痴呆或抑郁症的迹象。虽然这类检测结果有一定的参考作用，但并不能作为医疗建议，应携带检测结果咨询专业医务人员。人们也可以在网上或去药房购买在家就能使用的分析胆固醇水平、检测是否怀孕及是否患肠癌的医疗检测试剂盒。但并非所有试剂盒都有质量保证，因此结果可能不准确，需要正确辨别。一旦出现症状，一定要及时去医院检查。

可穿戴健康监测设备

随着技术的不断进步，人们对日常健康状况的监测变得越来越便利。可穿戴健康监测设备通常与手机应用程序连接，能够追踪健身状态和身体活动水平、食物和热量摄入，甚至睡眠质量。内置心电图能用来监测心率和心律，还有一些应用程序可以检测血氧饱和度、女性的健康状况和生育能力、皮肤的癌变等。但不同的应用程序在精确度上存在一定的差异，因此可能会产生假阳性或假阴性结果。人们不应过于依赖这类监测健康的技术，一旦发现问题，还是需要及时咨询专业医务人员。

家庭监测设备

许多设备都能用于监测个人健康状况。了解如何使用这些设备及如何解读检测结果很重要。

- 人体脂肪秤可用于测量身体脂肪、体内水分百分比或肌肉质量——有些设备内置Wi-Fi，可将数据上传到手机或平板电脑。
- 皮尺可用于测量腰围（见第16页）。
- 家用血压计可用于测量血压。最好选用能测量上臂血压的血压计，并确保血压计的大小与手臂相适应。
- 血氧饱和度探头夹在示指（食指）上时会显示出读数。
- 血糖监测仪对任何糖尿病患者都是必不可少的，最好选择一款能持续记录监测结果的仪器。有些仪器能提醒血糖水平是否过高或过低，甚至可检查1型糖尿病的并发症酮症。
- 峰流速仪通过测量呼气高峰流量来监测病情。

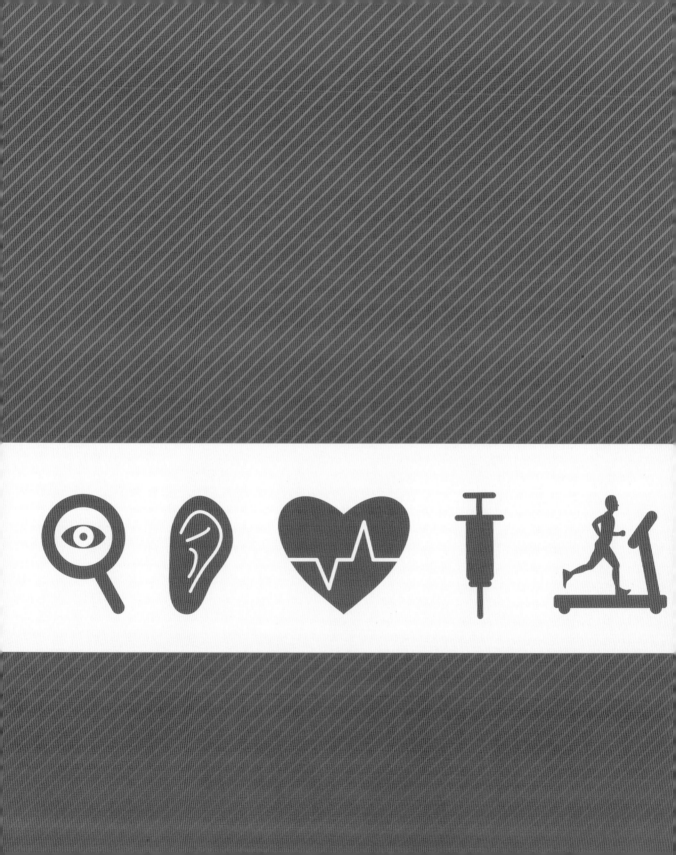

成人常规体检

体重

保持健康的体重很重要，因为体重过重或过轻都会增加患上某些疾病的风险。医生可以通过测量体重、身体质量指数和腰围来监测受检者的体重变化。

体重与健康

体重取决于性别、年龄、身高、体形、骨骼和肌肉结构以及脂肪分布。它还受个体的新陈代谢（身体如何将食物转化为能量）和生活方式的影响。体重过重可能不会立即引发健康问题，但过多的脂肪会增加关节的压力，还可能会增加患睡眠障碍、心脏病、高血压和糖尿病的风险。同样须注意的是，体重过轻也会增加患骨质疏松症等疾病的风险。

腰围和臀围

医生可能会通过测量腰围来确认受检者的腰部脂肪是否过多，并评估患糖尿病或心血管疾病的风险。医生也可以通过测量臀围，计算出腰臀比，来评估受检者身体脂肪的分布。

如何测量腰围和臀围

腰围和臀围可使用皮尺或绳子进行测量。测量过程中，先将皮尺或绳子紧贴在身上，水平绕一圈，注意不要勒着皮肤。

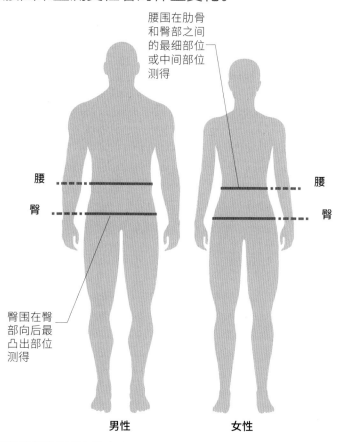

腰围在肋骨和臀部之间的最细部位或中间部位测得

臀围在臀部向后最凸出部位测得

腰   臀

腰   臀

男性   女性

腰臀比

腰间的赘肉通常意味着内脏附近的脂肪量偏高，这可能会影响器官的正常运作。

腰臀比公式： $\dfrac{\text{腰围（cm）}}{\text{臀围（cm）}}$

测 量	性 别	正 常	超 重	肥 胖
腰围/cm	男	<94	94～102	>102
	女	<80	80～88	>88
腰臀比	男	<0.9	0.9～0.99	≥1.0
	女	<0.8	0.8～0.89	≥0.9

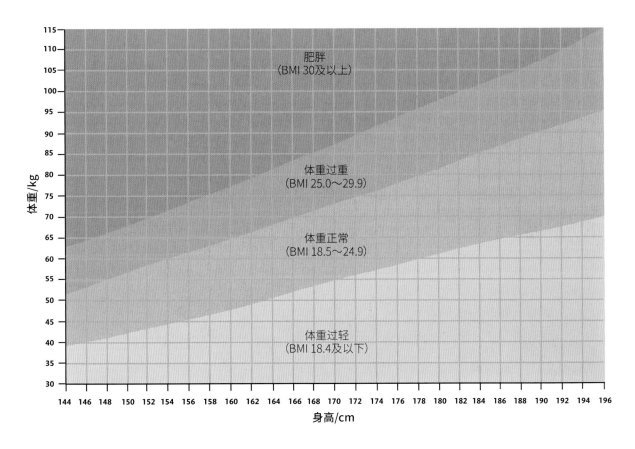

身体质量指数

身体质量指数（body mass index, BMI）是一个基于体重和身高计算出来的比值。一般来说，它可以用于衡量同等身高人群的胖瘦程度。但这不是一个完全准确的标准，例如，有些肌肉发达的运动员的身体质量指数可能表明他们超重，因为身体质量指数并不能表明他们体内脂肪的分布。此外，身体质量指数也没有区分性别。不过，它仍然可以帮助我们快速评估出与体重相关的健康风险。

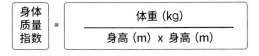

$$\text{身体质量指数} = \frac{\text{体重（kg）}}{\text{身高（m）} \times \text{身高（m）}}$$

成人身体质量指数表

我们可以通过公式自行计算身体质量指数（见左下方），并结合上方的体重/身高图（仅适用于成人）来判断自己的体重是否在正常范围内。

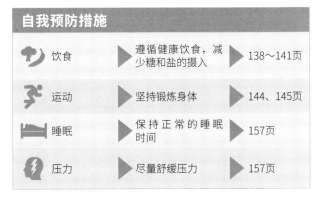

自我预防措施

饮食	▶	遵循健康饮食，减少糖和盐的摄入	▶ 138～141页
运动	▶	坚持锻炼身体	▶ 144、145页
睡眠	▶	保持正常的睡眠时间	▶ 157页
压力	▶	尽量舒缓压力	▶ 157页

心脏和血液循环

心脏和血管（动脉、静脉和毛细血管）组成了输送网络，将血液输送到体内的每一个细胞，为细胞提供氧气、营养物质和其他重要的化学物质，同时将细胞产生的废物带走。心脏的持续跳动将血液泵入血管，血管中的肌肉和瓣膜可使血液自由流动。

心脏结构

心脏可垂直分为互不相通的左、右两半。每一半都由连接静脉血管的心房和连接动脉血管的心室组成。心房与心室、心室与动脉之间的瓣膜均可起到单向阀门作用，以防止血液反流。

泵送血液

心脏位于胸腔中部，拳头大小，是一个中空的肌性器官，每分钟跳动60～70次（平静状态下），以确保新鲜血液源源不断地流向身体的各个部位。右心室接收来自身体的缺氧血液，并将其泵送至肺部进行充氧。含氧血液回到左心室，继而被泵送至全身，最终又回到右心室，如此循环往复。

若将人体所有血管首尾相连，总长度可达97 000km（千米）

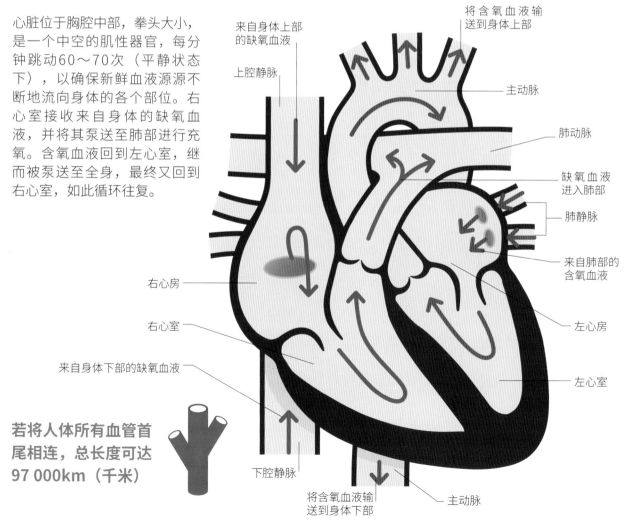

来自身体上部的缺氧血液

上腔静脉

将含氧血液输送到身体上部

主动脉

肺动脉

缺氧血液进入肺部

肺静脉

来自肺部的含氧血液

右心房

右心室

来自身体下部的缺氧血液

左心房

左心室

下腔静脉

将含氧血液输送到身体下部

主动脉

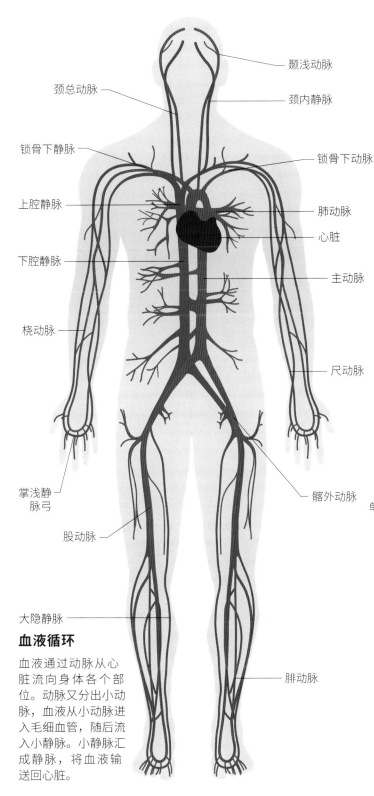

颞浅动脉

颈总动脉

颈内静脉

锁骨下静脉

锁骨下动脉

上腔静脉

肺动脉

心脏

下腔静脉

主动脉

桡动脉

尺动脉

掌浅静脉弓

髂外动脉

股动脉

大隐静脉

腓动脉

血液循环

血液通过动脉从心脏流向身体各个部位。动脉又分出小动脉，血液从小动脉进入毛细血管，随后流入小静脉。小静脉汇成静脉，将血液输送回心脏。

心血管健康检查

如果心脏和血液循环出现问题，后果会很严重，可能会导致心脏病或卒中。心血管健康的基本检查项目包括测量血压、心率和心律。更深入的检查包括心电图和超声成像（如超声心动图和主动脉瘤扫描）。

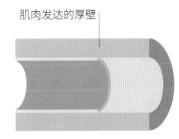

肌肉发达的厚壁

动脉的结构

动脉有肌肉发达的厚壁，能够承受心脏泵血时产生的高压。动脉通过扩张和收缩来调节血压。

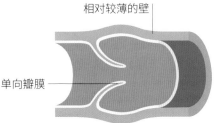

相对较薄的壁

单向瓣膜

静脉的结构

静脉壁相对较薄，且富有弹性，因此可以承受突增的血流量。大静脉中有单向瓣膜，能够防止血液回流。

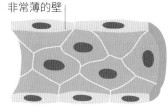

非常薄的壁

毛细血管的结构

毛细血管是最小的血管。毛细血管壁只有一个细胞那么厚，可让氧气、营养物质和代谢产物轻松进出血液。

测量血压

通过测量心脏跳动时动脉的血压，可以了解到心脏和血管的状况，判断是否有高血压的迹象。持续的高血压会引发潜在的、严重的健康问题。血压的测量单位为毫米汞柱（mmHg），1mmHg约等于0.133千帕（kPa）。

收缩

心室收缩，迫使血液进入肺动脉和主动脉。血液在高压下通过这些血管分别流入肺部和身体各组织。

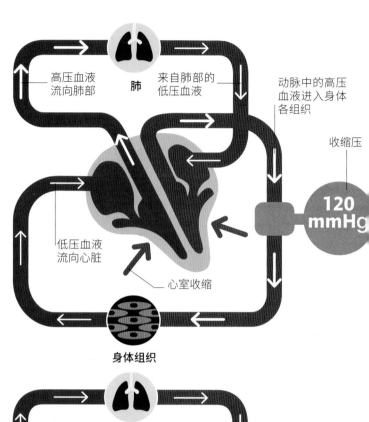

高压血液流向肺部

来自肺部的低压血液

肺

动脉中的高压血液进入身体各组织

收缩压

低压血液流向心脏

心室收缩

120 mmHg

身体组织

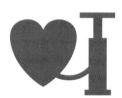

心脏每分钟向全身泵送约6L（升）血液

舒张

心肌舒张，心房充满静脉血。随后血液从心房进入心室。此时血液未被泵出心脏，所以血压较低。

心脏跳动过程

每次心脏跳动时，动脉都会随着血液一起搏动，因此动脉的血压会呈波浪式升降。每一次心跳都是由心脏的电信号触发的。当心室收缩时，血液被挤出心脏；随后心室舒张，心肌放松，为下一次跳动做好准备。

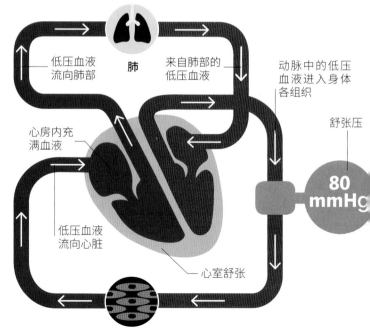

低压血液流向肺部

来自肺部的低压血液

肺

动脉中的低压血液进入身体各组织

舒张压

心房内充满血液

低压血液流向心脏

心室舒张

80 mmHg

身体组织

如何测量血压

电子血压计是一种专门用来测量血压的仪器，由一个可充气袖带和数字显示器组成。测量血压时，医生将袖带绑在受检者的上臂下端。袖带通过导管与泵相连进行充气，同时与数字显示器相连显示读数。受检者需要放松坐好或躺平，前臂平放，随后空气被泵入袖带。此时，受检者可能会因挤压而感到些许不适。缓慢放出空气时，数字显示器便会自动显示出最大压力（收缩压）和最小压力（舒张压）。

数字显示器

电子血压计的数字显示器可以显示出收缩压和舒张压的数值。大多数电子血压计还能显示心率。

袖带

电子血压计

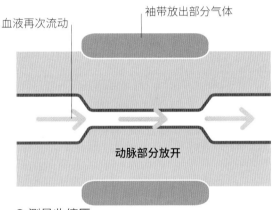

血液停止流动   充气的袖带

动脉

动脉壁受压

❶ 袖带充气

血液再次流动   袖带放出部分气体

动脉部分放开

❷ 测量收缩压

较大数值表示的是收缩压 —— 心脏收缩时血液对动脉壁施加的最大压力

120mmHg
80mmHg

血压读数

较小数值表示的是舒张压 —— 当心脏在两次跳动之间处于放松状态时，血液对动脉壁施加的最小压力

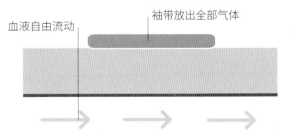

血液自由流动   袖带放出全部气体

动脉完全放开

❸ 测量舒张压

不同血压值的含义

高血压（血压过高）是一种慢性病，会引发多种心血管疾病，被称为"无声的杀手"。人们可以通过改变生活方式、饮食习惯来预防和治疗高血压。

平静时的血压

运动或快走时，血压可能会升高；平静下来后，血压就会稳定下来，此时便可测量血压。

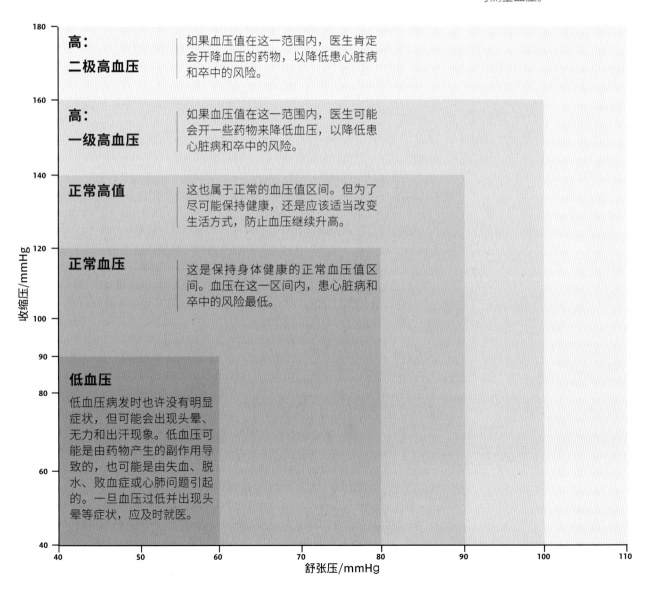

高：
二级高血压
如果血压值在这一范围内，医生肯定会开降血压的药物，以降低患心脏病和卒中的风险。

高：
一级高血压
如果血压值在这一范围内，医生可能会开一些药物来降低血压，以降低患心脏病和卒中的风险。

正常高值
这也属于正常的血压值区间。但为了尽可能保持健康，还是应该适当改变生活方式，防止血压继续升高。

正常血压
这是保持身体健康的正常血压值区间。血压在这一区间内，患心脏病和卒中的风险最低。

低血压
低血压病发时也许没有明显症状，但可能会出现头晕、无力和出汗现象。低血压可能是由药物产生的副作用导致的，也可能是由失血、脱水、败血症或心肺问题引起的。一旦血压过低并出现头晕等症状，应及时就医。

收缩压/mmHg

舒张压/mmHg

测量结果解释

血压通常用两个数值表示，如140/90mmHg（见第20、21页）。如果其中一个数值比正常值高，另一个数值为正常值，则应选用偏高的数值来判断血压所属类别（见左页）。压力和焦虑可能会导致血压暂时升高，因此不能仅凭一次测量结果就判断是否存在血压偏高的问题。一般情况下，应每天测量两次血压，并持续一周以上。若测出的血压值持续高于135/85mmHg，应及时咨询医生。

为什么高血压很危险

高血压极少出现特定症状，如果不及时治疗，会导致心脏逐渐变大、功能衰退，血管、肾脏、眼睛和身体的其他部位也会受到损害。若血压持续升高，则动脉壁越来越厚，动脉越来越窄，有可能减缓甚至阻止血液的流动，并增加心脏病发作的风险。

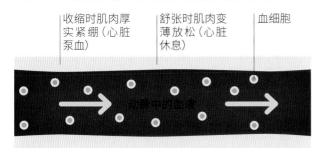

正常血压

动脉正常

正常的血压会在心脏泵血或舒张时上下波动，动脉壁肌肉可通过有节奏的收缩和舒张来应对这种波动。

据估计，全球有超过10亿人的高血压未得到有效控制

血压自我监测

家用血压计已经越来越普遍，在实体商店或线上商店都可以买到精确可靠的仪器。家用血压计有上臂式、腕带式两种，后者测得的数值有时可能偏高，精确度较低。如果受检者的脉搏跳动不规律，则不适合使用家用血压计。

家用血压计

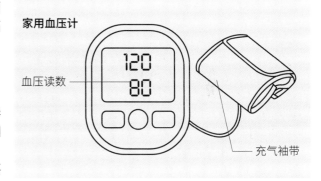

血压读数

充气袖带

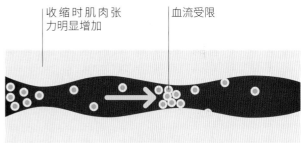

慢性高血压

动脉狭窄

如果血压过高，动脉就必须更加努力地抵抗压力，血管壁就会变得越来越厚。动脉变窄后，血压又会进一步升高。

自我预防措施

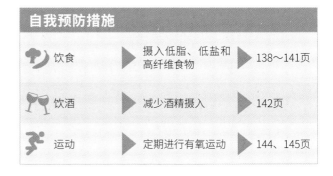

饮食	摄入低脂、低盐和高纤维食物	138~141页
饮酒	减少酒精摄入	142页
运动	定期进行有氧运动	144、145页

测量心率

心率指每分钟的心跳次数。心率因人而异，同时也会受到其他一系列因素的影响，如活动强度、压力、情绪、年龄及咖啡因等物质。

虽然心率因人而异，但一般来说，较低的静息心率（安静状态下的心率）意味着心脏功能更佳、心血管健康状况良好，同时患心脏病的风险也会更低。

如何测量心率

医生在用电子血压计测量血压（见第20、21页）时，也可同时测量心率。为了获取准确的读数，至少应该在休息5min后再测量心率。此时测得的心率就是静息心率。此外，为提高测量的准确性，还应在测量前避免服用任何刺激物（如咖啡因或药物），并尽量确保在每天的同一时间段内测量。

你也可以使用个人心率监测仪、运动手环和智能手表来测量心率，或是简单地计算每分钟的脉搏次数。正常情况下，将两根手指放在颈侧或腕部，就可以感知到脉搏。

测量结果解释

一般情况下，多测量几次并取其平均值便能得到准确的心率测量结果。尽管心率超出健康成人的一般范围可能属于正常情况，但最好还是及时就医。

评估心率

心脏通常是有规律地跳动的。有时候，不规则的心跳可能是由疾病、焦虑或咖啡因摄入过量引起的。若心跳不规律且持续不断，应及时就医。

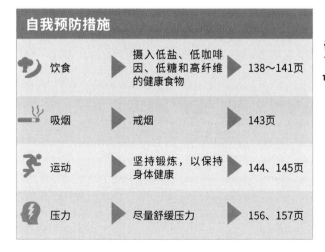

自我预防措施			
饮食	▶	摄入低盐、低咖啡因、低糖和高纤维的健康食物	138～141页
吸烟	▶	戒烟	143页
运动	▶	坚持锻炼，以保持身体健康	144、145页
压力	▶	尽量舒缓压力	156、157页

心率

静息心率每分钟超过100次可能属于正常情况，也可能预示着健康问题，如心脏、血液循环或甲状腺问题。此时应立即就医，做进一步的检查或治疗。

100

大多数健康成年人的静息心率为60～100次/min。

80

60

静息心率40～60次/min属于正常情况，是非常健康的成年人心率。

40

静息心率低于40次/min可能是正常情况，也可能是有心脏或血液循环问题。此时应立即就医，做进一步的检查或治疗。

20

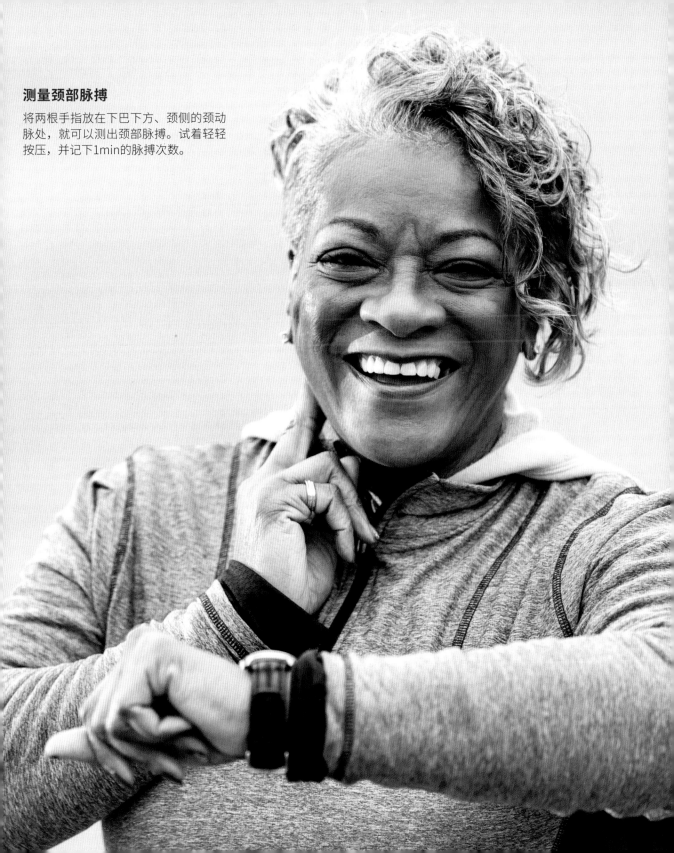

测量颈部脉搏

将两根手指放在下巴下方、颈侧的颈动脉处，就可以测出颈部脉搏。试着轻轻按压，并记下1min的脉搏次数。

测量心律

心率指心脏每分钟跳动的次数，心律则指心脏跳动的节律。心脏有一个持续运行的天然电路。心脏的电活动始于右心房，通过传导路径到达心室，从而产生心跳。虽然我们无法直接观察到心脏的电路系统，但可借助心电图显示出来。

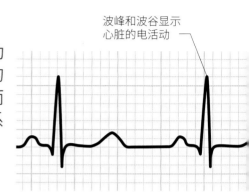

波峰和波谷显示
心脏的电活动

如何测量心律

心电图可用于诊断胸痛、头晕、呼吸困难或心悸等症状。人们可以在手术前通过心电图检查心脏的健康状况，或者进行遗传性心脏病检查。检查时，受检者需躺在检查台上，检查人员将在受检者的胸前、手腕和踝部分别贴上多个导联用的电极。女性可能会被要求脱掉文胸，穿上检查服。胸部毛发浓密的人可能需要剃除小部分区域的毛发，以便电极能够粘贴在皮肤上。贴好电极后，检查人员会将心电图机的导线夹在每个电极上。检查时，受检者必须保持安静，整个过程约持续30s（秒），没有痛感。

测量结果解释

心电图可以显示心脏跳动速度（见第24、25页）以及心跳是否规律。它能够表明心脏是否健康、心跳是否正常，也可以显示心脏病发作的特征，表明个体是否存在心脏病发作史。心电图上的其他变化还可能表明正常的电传导路径或心肌存在异常，以及心率过快或过慢。有些受检者除了要测量普通心电图，可能还需要做进一步的检查，如运动心电图（见第28、29页）。

自我预防措施

体重	▶ 保持健康的体重	▶ 16、17页
血压	▶ 保持血压正常	▶ 22、23页
饮食	▶ 保持健康、均衡的饮食	▶ 138、139页
吸烟/饮酒	▶ 戒烟、控制酒精的摄入	▶ 142、143页
运动	▶ 坚持锻炼	▶ 144、145页

心律自我监测

借助最新的智能手表或特定的手持设备，你可以自制一个迷你心电图机。这些设备可以与手机上的应用程序连接，然后从完整的心电图中截取一部分，用于心电图追踪。如果佩戴者出现心悸或者心律失常的情况，这些记录就能够派上用场。因为它可以记录下症状出现的确切时间点，有助于诊断房颤等疾病。

方格纸有利于精确地记录心脏的电活动

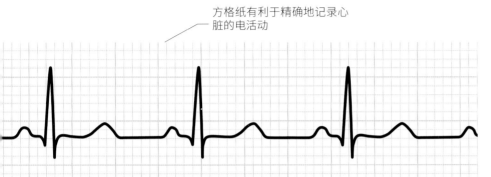

正常心电图

心电图是一系列记录在方格纸上的追踪痕迹，它以图形的方式显示心脏在特定时间的电活动。左图为一个心跳正常的成人心电图的一部分。

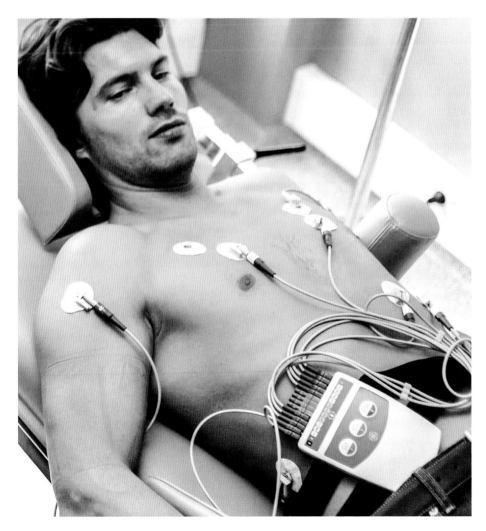

动态心电图监测

动态心电图仪可以在受检者日常生活状态下连续24h或更长时间记录其心电活动的全过程，并借助计算机进行分析处理。

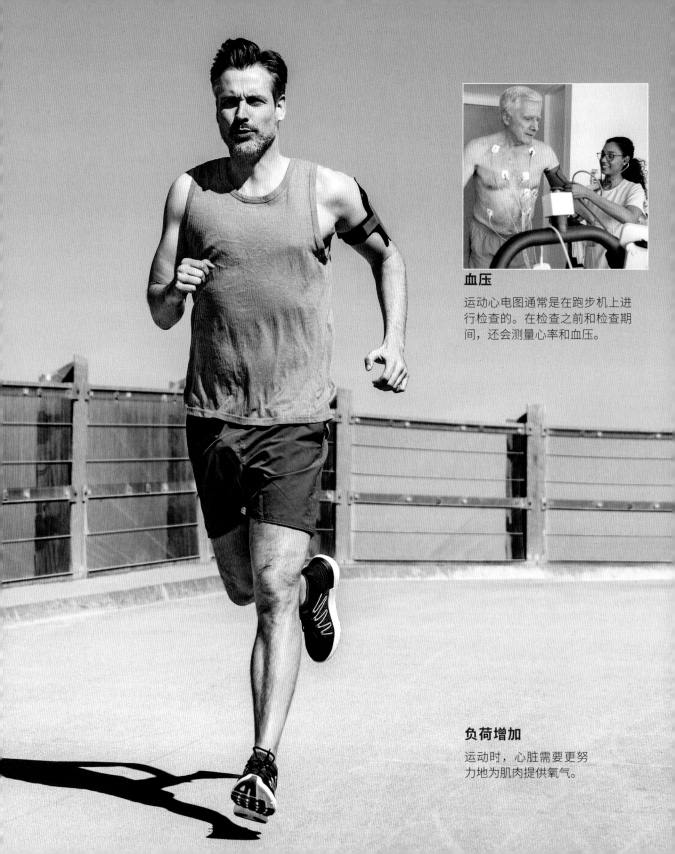

血压

运动心电图通常是在跑步机上进行检查的。在检查之前和检查期间，还会测量心率和血压。

负荷增加

运动时，心脏需要更努力地为肌肉提供氧气。

运动心电图检查

运动心电图以图形的方式显示人们在运动时的心脏电活动。运动会使心跳加快，通过运动心电图检查可以看出心脏是如何应对负荷增加的。

如何进行运动心电图检查

运动心电图检查可用于监测心脏电活动的变化，这种变化只有在心跳加速时才会显现出来，例如在运动中或是在压力下。因此，它也被称作压力测试。运动心电图还可用于找出引起某些症状的原因，如呼吸困难、胸痛或心悸。通常，这项检查只有在医生怀疑受检者的心脏有问题时才会进行，但有时也会被保险公司纳入健康体检项目中。心脏病发作时或心脏手术后，也可以通过运动心电图来检查心脏。这项检查需要在启动了的跑步机上进行。在大约10min的时间里，跑步机的速度会越来越快，坡度会越来越大。有时候，检查人员可能会要求受检者蹬一辆固定不动的自行车来代替跑步。通过粘贴

在胸前的电极可以将受检者与心电图机连接，同时监测血压和心率。这不是一项比赛，一旦受检者感到胸痛、呼吸急促或心电图显示异常，应立即停止检查。如果受检者无法进行跑步等运动，也可以通过其他检查方式（如核扫描）来提供与运动心电图类似的信息。

检查结果解释

如果运动心电图显示正常，那就可以放心了。如果它显示出一些变化，那就表明流向心脏的血量减少了，这可能是由于为心脏供血的动脉过窄所致。在这种情况下，医生会建议做进一步的检查，以便更详细地了解血管的情况。

达到目标心率

在检查运动心电图的过程中，运动强度会不断地增加，直到受检者的心率达到医生设定的目标值。目标心率可能是受检者最大心率的85%。一旦达到目标心率，运动强度就会逐渐降低。此时受检者需要慢慢平静下来，而不能突然停止运动。

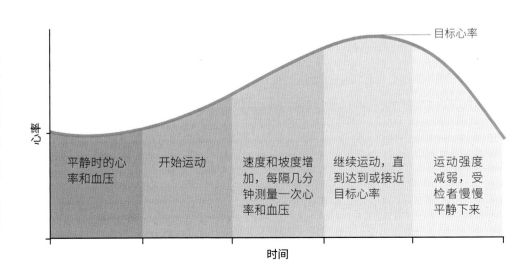

目标心率

心率

平静时的心率和血压 | 开始运动 | 速度和坡度增加，每隔几分钟测量一次心率和血压 | 继续运动，直到达到或接近目标心率 | 运动强度减弱，受检者慢慢平静下来

时间

超声心动图检查

超声心动图检查是一种利用声波在屏幕上创建连续波动的曲线和图形的心脏扫描方法。医生可通过此方法评估受检者的心脏大小、心脏泵送效率，以及瓣膜是否有渗漏或增厚等情况。

心脏扫描

进行超声心动图和多普勒检查时，技术人员会在受检者胸部放置一个探头。附着在胸部的电极可以测量心跳。

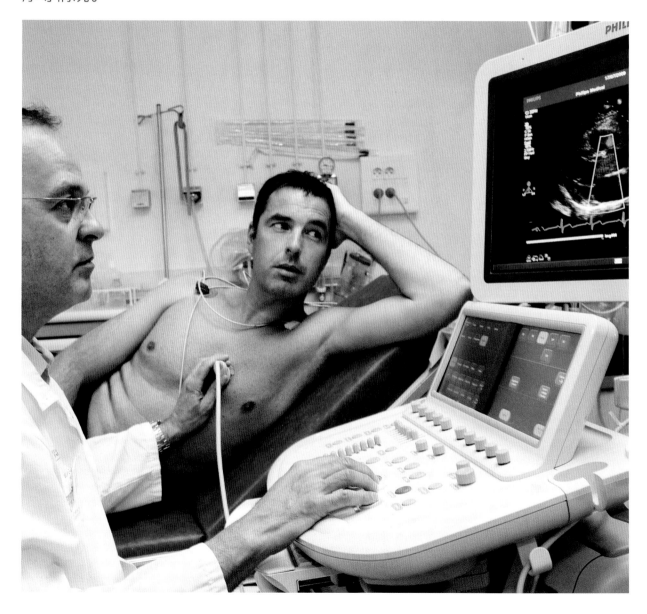

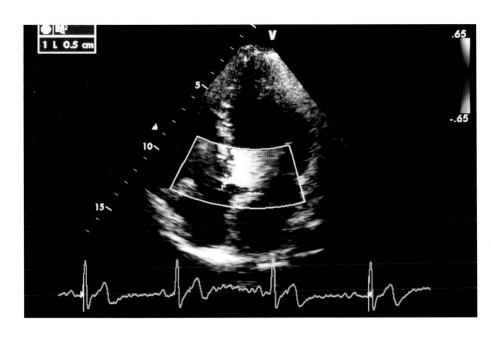

多普勒检查

超声心动图能显示心脏的四个腔室，多普勒检查能显示心脏中的血流情况（图中蓝色和红色区域）。

检查内容

如果有呼吸困难、胸痛、心脏杂音或高血压等症状，应进行超声心动图检查。患者心脏病发作后，也需要进行超声心动图检查，以确认心肌是否受损。

经胸超声扫描是这类检查中最常见的一种。医务人员会将传输声波的小探头放置在胸壁的不同部位。虽然扫描过程无痛，但受检者可能会感受到一些压力。检查前，受检者需要脱掉上衣，必要时需穿上一件检查服。检查时，受检者需要侧躺在床上，房间的灯会被调暗，以便能看清屏幕上的图像。

心脏内部的虚拟运动图像可以显示心脏的总体结构、瓣膜的开闭和心肌的运动。进行超声心动图检查时，多普勒检查也会同步进行，以便显示血液流经心脏的速度和方向。

检查结果解释

超声扫描图有助于诊断心力衰竭、瓣膜问题和心肌疾病。如果超声图像显示心脏异常，那么受检者可能需要服药或接受进一步的检查，甚至可能需要进行心脏手术。

声波图像

超声波检查利用的是高频声波。声波遇到固体物质（如器官或骨骼等）时会反射，回波经计算机处理后便可生成图像。

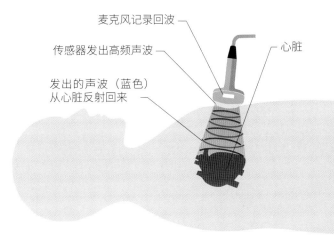

麦克风记录回波
传感器发出高频声波
心脏
发出的声波（蓝色）从心脏反射回来

腹主动脉瘤检查

主动脉是将含氧血液从心脏输送到身体其他部位的主要血管。随着年龄的增长，主动脉壁会逐渐变得薄弱并隆起。由此形成的隆起肿块叫作动脉瘤。动脉瘤常见于腹主动脉中。

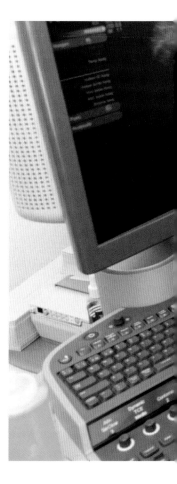

检查内容

高血压或高胆固醇的吸烟男性患上动脉瘤的可能性更大。这一疾病有时可能具有遗传性。动脉瘤患者往往没有症状，可能直到动脉瘤破裂才能发现它的存在。动脉瘤破裂是一种紧急情况，会出现致命性的内出血，所以及早发现可以挽救生命。对于高风险人群，如65岁以上的男性，建议进行动脉瘤检查。

进行超声波检查时，受检者只需躺在床上，拉起上衣。技术人员会将耦合凝胶涂在受检者腹部，然后将一个传输声波的探头放在上面。主动脉图像会被显示在屏幕上，通过测量其直径可以检查是否有动脉瘤。

检查结果解释

一般情况下，检查结束就可以得出结果。若图像显示主动脉正常，则不需要做进一步检查。由于动脉瘤会随着时间的推移而变大，因此一旦发现了小动脉瘤，就需要定期复查。一旦动脉瘤直径超过5.5cm（厘米），破裂的风险就非常大，这时就需要考虑进行手术。

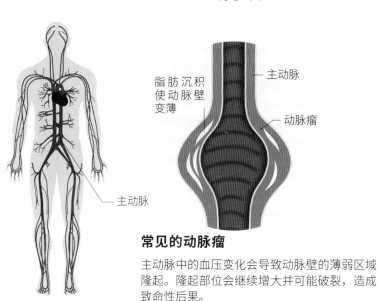

主动脉

脂肪沉积使动脉壁变薄

主动脉

动脉瘤

常见的动脉瘤

主动脉中的血压变化会导致动脉壁的薄弱区域隆起。隆起部位会继续增大并可能破裂，造成致命性后果。

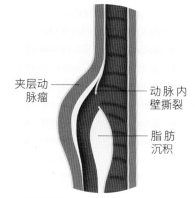

夹层动脉瘤

动脉内壁撕裂

脂肪沉积

夹层动脉瘤

当动脉内壁出现撕裂，血液渗入动脉壁，导致动脉壁膨胀、变薄时，就会出现夹层动脉瘤。这是一种致命性疾病。

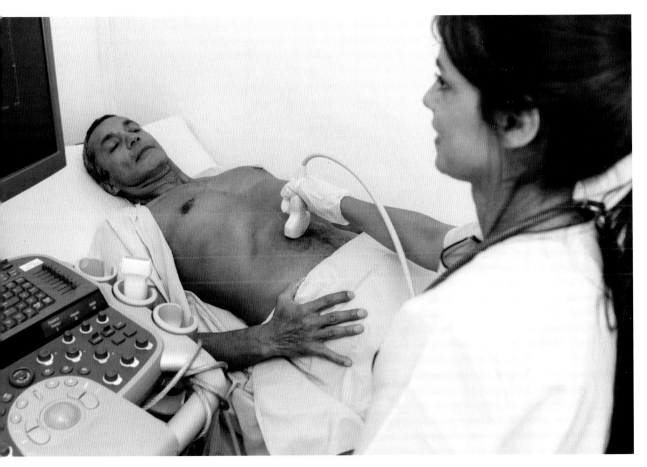

如何发现动脉瘤

技术人员使用一种叫作传感器的探头将声波从主动脉中反射出来。然后，计算机利用这些回波信息在屏幕上生成主动脉的图像。

检查结果表

主动脉直径/cm	结　　果
<3	正常，没有发现动脉瘤
3.0～4.4	发现小动脉瘤；可通过改变生活方式控制其扩大
4.4～5.4	发现中等大小动脉瘤；可通过改变生活方式控制其扩大
>5.4	发现大动脉瘤；可能需要通过做手术防止其突然破裂

自我预防措施

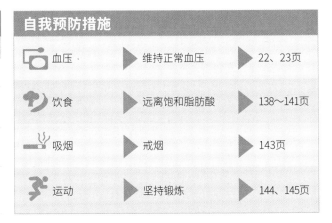

血压	维持正常血压	22、23页
饮食	远离饱和脂肪酸	138～141页
吸烟	戒烟	143页
运动	坚持锻炼	144、145页

呼吸系统

呼吸是人体吸收氧气的过程。细胞可以利用氧气将食物转化为能量。这一过程包括胸腔的运动（吸气和呼气）和气体交换（氧气和二氧化碳在肺部的转移）这两个环节。

呼吸过程

呼吸肌的运动能够将空气经由鼻子和嘴吸入人体。空气通过气管进入两个支气管（通往肺部的主要呼吸道），然后通过更小的气道到达被称为肺泡的小囊泡。氧气会在这里与血液融合，随之被输送到心脏，然后进入身体组织。血液释放氧气后，再通过心脏返回肺部。在肺部，缺氧血液会将多余的二氧化碳释放到肺泡中，然后通过呼气排出体外。

成人每分钟至少
呼吸7.5L空气

肺

肺被一个光滑的双层膜——胸膜包裹。当呼吸肌（主要指膈肌）运动时，肺可以在胸腔内自由扩张。

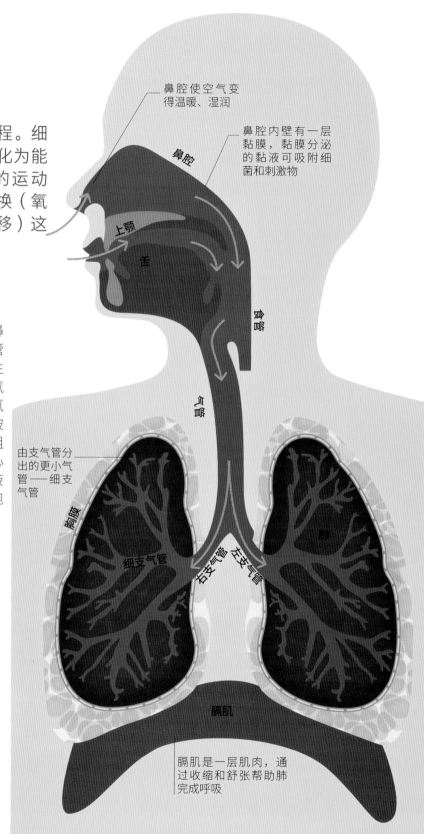

鼻腔使空气变得温暖、湿润

鼻腔内壁有一层黏膜，黏膜分泌的黏液可吸附细菌和刺激物

鼻腔

上颚

舌

食管

气管

由支气管分出的更小气管——细支气管

胸膜

肺

细支气管

右支气管

左支气管

膈肌

膈肌是一层肌肉，通过收缩和舒张帮助肺完成呼吸

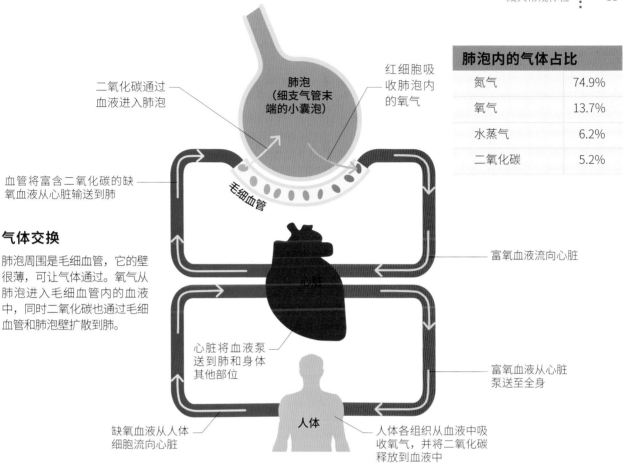

肺泡内的气体占比	
氮气	74.9%
氧气	13.7%
水蒸气	6.2%
二氧化碳	5.2%

二氧化碳通过血液进入肺泡

肺泡（细支气管末端的小囊泡）

红细胞吸收肺泡内的氧气

血管将富含二氧化碳的缺氧血液从心脏输送到肺

毛细血管

气体交换

肺泡周围是毛细血管，它的壁很薄，可让气体通过。氧气从肺泡进入毛细血管内的血液中，同时二氧化碳也通过毛细血管和肺泡壁扩散到肺。

富氧血液流向心脏

心脏

心脏将血液泵送到肺和身体其他部位

富氧血液从心脏泵送至全身

缺氧血液从人体细胞流向心脏

人体

人体各组织从血液中吸收氧气，并将二氧化碳释放到血液中

肺功能检查

肺功能检查可用于评估肺和呼吸道吸入氧气的情况。胸部X线平片（见第36页）能显示肺部的内部结构及其周围是否存在液体或气体等。呼气高峰流量（见第37页）和肺活量（见第38、39页）的测量能显示肺部吸入和呼出气体的效率，肺容量测量（见第40、41页）能显示肺能容纳的空气量。运动心肺功能测试（见第42页）和血氧饱和度检测（见第43页）能显示到达人体组织的氧气含量。

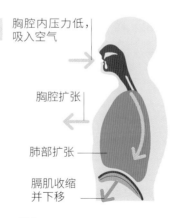

胸腔内压力低，吸入空气

胸腔扩张

肺部扩张

膈肌收缩并下移

吸气

当膈肌收缩时，它的隆起部会下降，肋间肌会收缩，使得肋骨向外运动。随着胸腔和肺的扩张，空气通过气管进入人体。

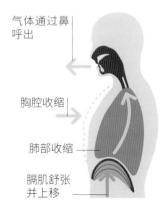

气体通过鼻呼出

胸腔收缩

肺部收缩

膈肌舒张并上移

呼气

肋间肌舒张，膈肌因放松而往上变成弧形，使得胸腔和肺收缩。这时肺内的气体便可通过呼吸道排出体外。

胸部X线平片检查

胸部X线平片是一个快速简单的检查项目，使用少量X线便可呈现出人体的胸部图像。医生可用它检查肺部，还可从中获取有关心脏大小、肋骨和其他骨骼的信息。

检查内容

X线可能会伤害胎儿，因此当女性就诊时，会被问及是否怀孕。非妊娠期的女性在检查前需脱下上衣（包括带钢圈的文胸或项链），换上医院准备的检查服。在X线检查室，技术人员会让受检者靠着机器站立并吸一口气。拍X线平片时，受检者不会产生任何异样的感觉。医生会根据X线平片做出解释与说明。

正常的胸部X线平片

X线穿过低密度组织，如肺部，会使X线检查板变暗。较硬的组织，如骨骼和软骨，则会吸收X线，使检查板呈白色。右图中的阴影表示肺部充满空气，是健康的。图片中心靠近心脏位置的最大气道呈现白色，是因为它们由硬化软骨组成。

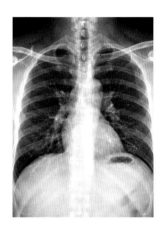

胸部X线平片检查过程

技术人员会让受检者靠近一个装有X线检查板的屏幕，X线将穿过受检者的身体组织，在检查板上形成相应的图像。

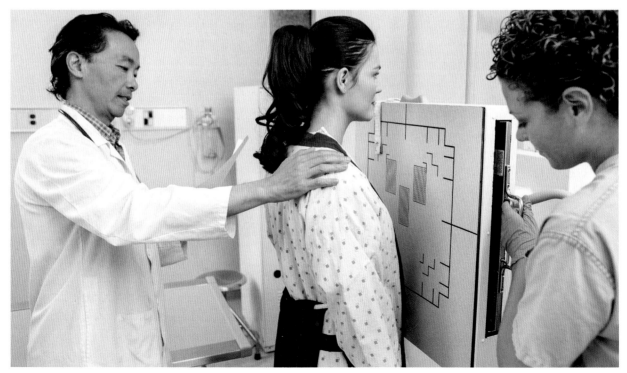

测量呼气高峰流量

呼气高峰流量（peak expiratory flow rate，PEFR）又称最大呼气流量（peak expiratory flow，PEF），是表示肺部最大呼气流速的指标。它是通过一个叫作峰流速仪的手持设备来进行测量的。呼气高峰流量可用于诊断或监测哮喘。

检查内容

峰流速仪是一个中空的装置，侧面带有刻度，还有一次性吹嘴。医生会让受检者尽可能用力地向吹嘴吹气，重复三次后，将最高读数与正常参考值（见下图，因受检者的年龄、性别和身高而不同）相比较。如果测量值明显低于正常参考值，则说明气道变窄，需要进一步测量肺活量（见第38、39页）。哮喘患者需在家中常备一个峰流速仪，以监测数值变化，了解病情是否得到了有效控制。

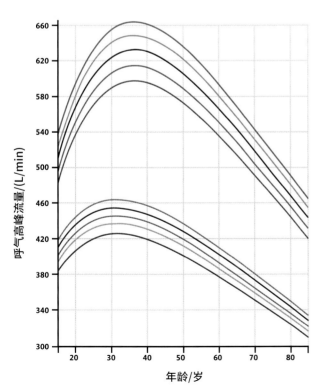

图例

男性身高/cm

- 190
- 183
- 175
- 167
- 160

女性身高/cm

- 183
- 175
- 167
- 160
- 152

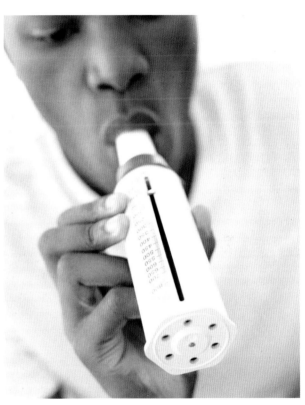

峰流速仪的使用

深吸一口气，确保嘴唇紧贴着吹嘴，然后尽可能用力地吹气。

正常参考值

左边这张呼气高峰流量参考值图是根据白种人的数据绘制的。在估计正常参考值时，医生会使用适用于受检者本人种族或国家的特定数值作为参数。长期使用峰流速仪的人，可以根据自身情况确定个人最佳参考值。

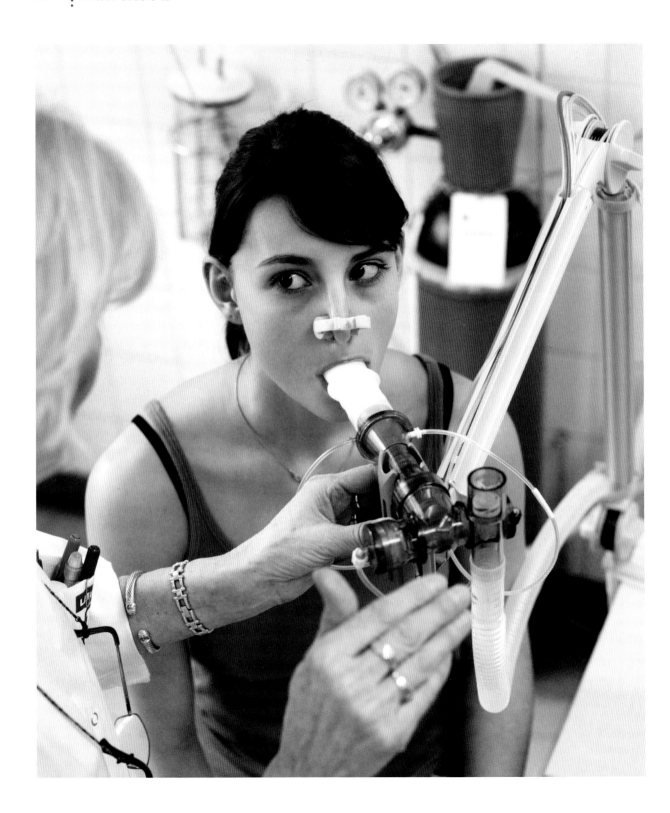

肺活量测定

通过肺活量测定可以得出一次呼吸的呼气速度和呼气量。它涉及两个关键的测量指标——呼气时第1秒内的呼气量和呼气总量。肺活量测定可以帮助人们在出现症状之前发现肺部问题。

检查内容

肺活量测定可用于监测疾病和在术前评估健康状况。它还可用于诊断呼吸系统疾病的诱因，如咳嗽、呼吸困难，以及慢性阻塞性肺疾病。吸烟者需在检查前戒烟24h，其他人则还需在检查前几个小时内避免饮酒、运动或暴饮暴食。正在使用吸入疗法的受检者需在检查前暂时停用。此外，检查时最好穿上宽松的衣服，以保持呼吸顺畅。

自我预防措施

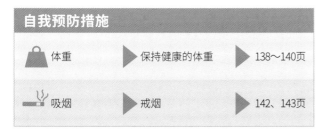

体重	▶ 保持健康的体重	▶ 138～140页
吸烟	▶ 戒烟	▶ 142、143页

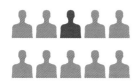

在全球范围内，慢性阻塞性肺疾病的漏诊率高达93%

检查过程

受检者需用夹子夹住鼻，然后尽可能用力地快速向连接到肺活量计的吹嘴呼气3次。检查结果的准确性取决于呼气方式正确与否，因此需要多次呼气才能获得可靠的读数。正在接受吸入疗法的受检者可在吸入药物15min后再进行检查。

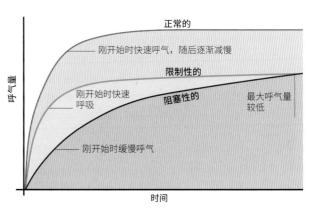

呼气量曲线

肺功能正常的人在第1秒内呼气很快，随后逐渐减慢；限制性肺疾病患者呼气模式与正常人无异，但最大呼气量更低一些；阻塞性肺疾病患者不仅最大呼气量较低，而且呼气缓慢，需要较长时间才能达到最大呼气量。

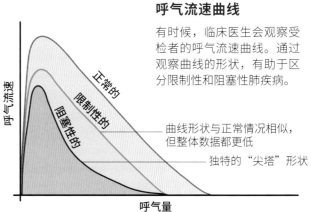

呼气流速曲线

有时候，临床医生会观察受检者的呼气流速曲线。通过观察曲线的形状，有助于区分限制性和阻塞性肺疾病。

检查结果解释

该项检查用于测量一次呼气过程中的呼吸频率。测量结果将以图表的形式呈现，将结果与根据年龄、性别和身高得出的正常参考值进行比较，可以判断出呼吸道是正常的、限制性的、阻塞性的还是兼而有之。阻塞性气道可能是由于哮喘或慢性阻塞性肺疾病导致气道变窄，可通过吸入疗法进行改善。而限制性气道则可能是由肥胖或脊柱侧后凸（一种阻碍肺部正常运动的脊柱异常情况）引起的。

肺容量测量

肺容量测量的最准确方法是全身体积描记法。与肺活量测定（见第38、39页）相同，它测量的也是吸入和呼出的气体量。不过，由于测量是在一个密闭的隔间里进行的，所以技术人员可以测出受检者呼气后残存在肺内的气体容量，计算出总肺容量——深吸气后肺内气体的总容量。

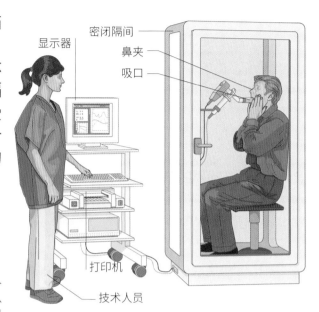

检查内容

使用全身体积描记法测量肺容量需要3~5min。受检者需坐在一个密闭的隔间里，由一名技术人员进行监测。隔间通过管道系统与外部相连，以便测量室内压力，并将结果显示在室外显示器上。受检者夹上鼻夹后，先正常呼吸，然后快速喘气，在吸口关闭时尽可能地深吸一口气。检查时，要尽量穿宽松、舒适的衣服。检查前6h内，要禁止吸烟。平时使用吸入疗法的受检者，必须在检查前6h停用。

注意事项

呼吸时需要用手托住脸颊，避免由于鼓腮而引起口腔内的压力变化。必要时可以从里面打开隔间门，调整好室内压力后再进行检查。

正常人的残气量（肺内不能呼出的空气量）约为1L

呼吸曲线

右图显示了检查期间的气流曲线。当受检者快速吸气时，吸口会关闭。此时虽然没有空气流动，但肺部的容量和压力仍在变化。技术人员通过测量隔间内的压力变化可以计算出总肺容量。

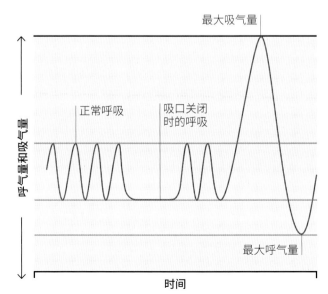

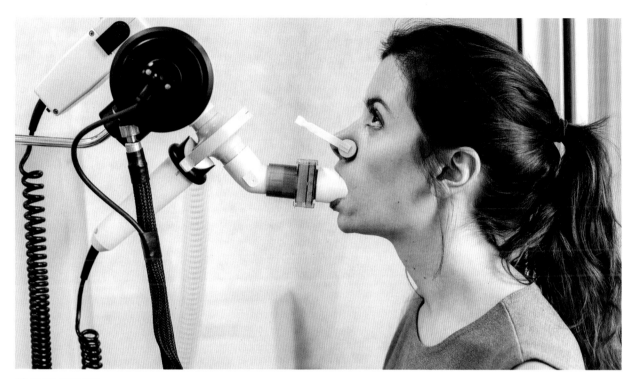

使用吸口呼吸

全身体积描记法要用到一个与肺活量测定中的吹嘴（见第38、39页）类似的吸口。与肺活量测定不同，全身体积描记法要求受检者坐在一个密闭的隔间里。通过测量隔间内气压的变化可以反映肺容量变化。

检查结果解释

该项检查的结果表现为四个不同的测量值（见右图），每一个都有各自的意义，四者总和就是总肺容量。潮气量指平静呼吸时每次吸入或呼出的气体量；补吸气量和补呼气量指在正常吸气或呼气后再做最大吸气或呼气动作时额外产生的气体量；残气量指最大呼气后仍留在肺内的气体量。将这几项指标与年龄、种族、性别和身高相同的健康个体进行比较，有助于诊断阻塞性、限制性或混合性肺疾病。其中，限制性肺疾病的诱因包括肺纤维化和肥胖。而对于阻塞性肺疾病（如慢性阻塞性肺疾病和哮喘）患者来说，他们的肺无法正常排出足量的气体。

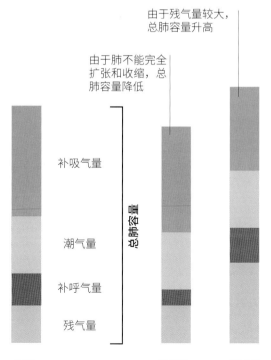

由于残气量较大，总肺容量升高

由于肺不能完全扩张和收缩，总肺容量降低

补吸气量

潮气量

补呼气量

残气量

总肺容量

正常　　　　限制性　　阻塞性

运动心肺功能测试

某些情况下，需要测试心肺功能和血液循环对运动的反应。这类测试通常是在受检者将进行大手术（尤其是胸腹手术）前进行，或是在出现不明原因的呼吸困难或胸痛时（其他检查均正常的情况下）进行。

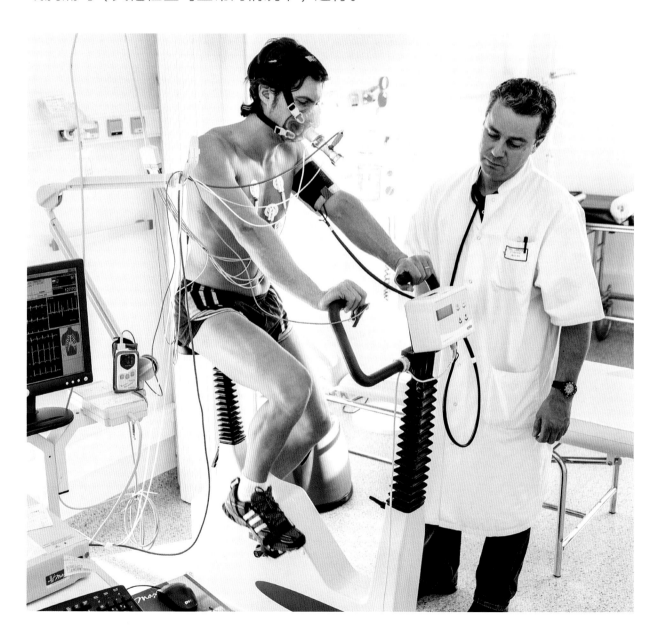

测试内容

心肺运动试验（cardiopulmonary exercise testing）是目前国际上普遍采用的运动心肺功能测试方法。进行心肺运动试验时，受检者需要骑一辆固定不动的自行车。踩踏板的阻力会从零开始逐渐增加，从而增强运动强度。这项测试也可以在跑步机上进行。将测试结果与正常参考值（根据年龄、性别和体重得出）进行比较，如果低于正常参考值，则表明体质较差。这项测试可以帮助临床医生判断手术的安全性。此外，肺活量测定、心电图和血氧测定的数据可以用于确定临床症状出现的具体原因。

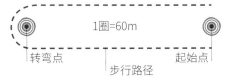

1圈=60m

转弯点　　　步行路径　　　起始点

六分钟步行试验

六分钟步行试验是另一种运动心肺功能测试方法，具体做法是在两点之间行走期间对受检者的心率和血氧饱和度进行监测。在六分钟步行试验的升级版中，受检者需逐渐加快步行速度，直至达到极限值。

通过心肺运动试验诊断疾病时，对73%～90%的病例都能提供准确的评估

心肺运动试验

在心肺运动试验中，医务人员会为受检者提供一个吹嘴，用以测量呼吸量（见肺活量测定，第39页）；胸部电极可记录心电图（见第29页）；便携式脉搏血氧仪（见右图）则可记录血氧饱和度。

血氧饱和度检测

脉搏血氧仪可用于检测血液中的氧含量，检测全程无痛感。在血液循环中，氧与红细胞内的血红蛋白结合。血氧饱和度检测通常包含在常规检查中，有时也会用于急诊科检查。

检测内容

检测时，需将塑料夹口夹在手指末端。塑料夹口能使分别位于可见红光光谱和红外光光谱的两个光源交替照射到小血管中，检测出血红蛋白对光的吸收情况。最终的检测结果将以百分比形式呈现，成人或儿童的正常血氧饱和度范围是95%～100%。如果结果为94%或更低，则说明可能存在潜在的呼吸问题（如哮喘），也可能只是因为体温低而导致读数不准确。

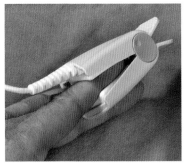

生命体征

便携式脉搏血氧仪可用于医院的手术室，也可作为家用医疗设备。使用时，可以看见该仪器发出的红光（见左图）。医院使用的脉搏血氧仪是与可测量心率和血压等生命体征的大型仪器相连接的。

在家进行血氧饱和度检测

大多数人并不需要在家里使用脉搏血氧仪来监测血氧饱和度。现在，有一些健康追踪设备和智能手表可以通过能透过皮肤的照射光线来测量血氧饱和度。某些智能手机的应用程序甚至可以使用手机闪光灯发出的光来进行测量。不过，这些设备的测量数据目前都还不够准确，不能完全信赖它们。

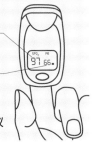

正常的血氧饱和度值：97%

正常的脉搏：66次/min

便携式脉搏血氧仪

血液的作用

血液是在血管中循环的液体，它将氧气、营养物质和体内化学物质输送到各个细胞中，并带走体内的废物，以便排出体外。血液是免疫系统的重要组成部分，能够保护人体免受疾病的侵害。

血液的组成

血液由血细胞（包括红细胞、白细胞和血小板）和血浆组成。红细胞将氧气从肺部输送到人体各组织的细胞中；白细胞负责杀灭细菌、抵御炎症；血小板则是一类可形成血块以愈合伤口的细胞碎片。血浆负责将水分、激素、营养物质和其他化学物质输送到人体各组织中，并带走废物。血浆还携带有重要的蛋白质，如能保护人体免受感染的免疫球蛋白（抗体）。

红细胞

血红蛋白是红细胞的主要成分，其中含有铁元素，因此血液呈红色。红细胞能通过血红蛋白将吸入肺泡中的氧气输送到人体各个组织。

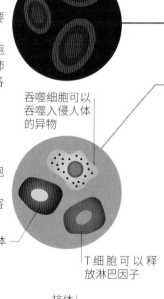

—— 红细胞呈圆饼状

吞噬细胞可以吞噬入侵人体的异物

1%的白细胞和血小板

54%的血浆

白细胞

白细胞有多种不同类型，如吞噬细胞和淋巴细胞（包括B细胞和T细胞），可以抵抗感染、清除有害物质。

B细胞可以产生抗体 ——

T细胞可以释放淋巴因子

正常成年人的血液总量占体重的7%~8%

血浆

血浆可以将抗体、激素、水分、盐、矿物质和其他化学物质输送到人体各个组织，还可以带走废物和多余的水分。

抗体 |

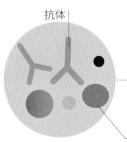

—— 激素

免疫系统

白细胞可以保护身体免受病原体（细菌、病毒或其他微生物）、毒素（人体自然产生的）和癌细胞的侵害。白细胞有多种类型。其中，吞噬细胞可以杀死并吞噬感染性生物体和死亡细胞；B细胞产生的抗体黏附在目标细胞上，并标记目标细胞，以便其他白细胞消灭它们；T细胞则可以直接攻击受感染细胞和癌细胞。人体受到感染后，一些B细胞和T细胞会"记住"入侵病原体，以防它们再次攻击。

不过，在某些疾病（如过敏）中，免疫系统会因反应过度而攻击无害的外来物质或攻击正常的身体组织。而在一些免疫缺陷疾病（如艾滋病）中，免疫系统则会丧失保护身体的功能。

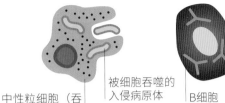 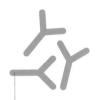

中性粒细胞（吞噬细胞的一种）　被细胞吞噬的入侵病原体　B细胞　免疫球蛋白（抗体）

破坏病原体

中性粒细胞（见上图）是一种最常见的白细胞，它具有强大的吞噬和杀菌功能。

产生抗体

B细胞会释放抗体到血浆中，攻击入侵病原体。如果同类病原体再侵入人体，某些B细胞就能够识别出它们。

表层皮肤

血纤蛋白形成一个网状结构，捕获红细胞

血小板

血液通过受损的血管壁渗透至表层皮肤

白细胞聚集到伤口处，以抵抗入侵异物

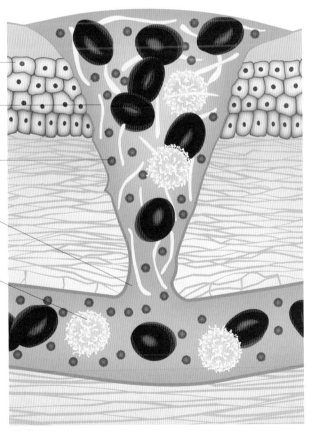

凝血

血管破裂时，聚集在伤口周围的血小板和受损组织释放出的化学物质会与血浆中的凝血因子发生反应，形成具有黏性的网状结构（血纤蛋白），从而困住血细胞，形成血块。通过测量血小板和凝血因子，可以检查凝血功能是否正常。

血液检查

血液是流动在人体血管和心脏中的一种不透明的红色黏稠液体，通过血液检查可以获得人体的很多信息。血细胞和血浆检查可用于评估血液本身的功能；血浆检查可以显示葡萄糖和胆固醇等物质的含量，以及肾脏和肝脏产生的化学物质含量；白细胞和免疫球蛋白检查则可用于判断免疫系统是否出现问题。

采集血液样本

血液检查能在大范围疾病筛查中发挥重要作用，且应用非常普遍。例如，通过血液检查可以判断受检者是否患有糖尿病、甲状腺疾病或传染病等。血液检查还可以用来评估整体健康状况，检查特定器官（如肾脏）的健康状况，监测病情，以及评估治疗是否有效。

指尖采血法

我们可以通过指尖采血法来采集血液样本，然后将血液样本送往医院进行检测和分析。对糖尿病患者来说，指尖采血法是一种常见的采集血液以监测血糖水平的方法。

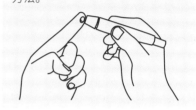

取样过程

取样过程非常简单，不到5min就能完成。取样时，医护人员会在受检者上臂绑上止血带或绷带。这能让静脉膨胀，方便医护人员采集血液样本。医护人员一般会要求受检者握紧或松开拳头，然后将无菌针头插入静脉中抽取血液样本。采血用的针头与注射器或特殊的真空管相连。取样完成后，医护人员便会松开止血带或绷带，同时拔出针头，然后将一个小棉球按压在针口处，并贴上一小块黏性敷料。针口附近可能会有小瘀斑，但几天后就会消退。血液样本将被送往实验室进行检测和分析。某些血液检查需要提前禁食，即在检查前8～12h不能吃任何东西（除了水）。血液检查前可能还需要停止服用某些药物——如果有这种情况，医护人员会提前告知。

获取血液样本

血液样本通常取自上臂的静脉中。晕针或晕血者应提前告知医务人员，以便他们做好应对。

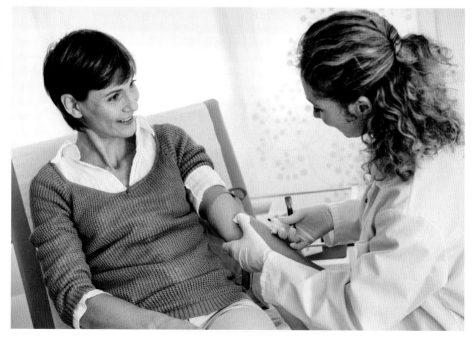

血常规检查

血常规是最常见的血液检查项目之一。它能提供有关红细胞、白细胞和血小板的信息。

检查内容

采集完血液样本（见第46页）后，还要将它送往实验室分析，测量红细胞、白细胞和血小板的数量，红细胞的大小、红细胞中血红蛋白的含量，以及红细胞占全血容积的百分比（红细胞比容）。如果发现异常，医生可能会建议受检者做进一步的检查，以确定原因或进行治疗。

检查结果解释

检查内容	结果	原　因
红细胞数量	低	红细胞过少最常见的原因是缺铁性贫血。缺铁性贫血有多种潜在的病因，包括饮食中铁元素过少，铁元素吸收不良，出血，叶酸、维生素B6或维生素B12摄入较少
	高	对于生活在高海拔地区的人来说，红细胞含量高属于正常情况。但在其他情况下，红细胞含量过高则可能是由于吸烟或各种疾病造成的，如慢性阻塞性肺疾病（COPD）、肾病或某种血癌，还有可能是遗传性的
红细胞大小	过小	红细胞过小会引发小红细胞症。出现这种病症的原因可能包括出血、缺铁或由某些遗传性疾病引发，如地中海贫血
	过大	红细胞过大会引发大红细胞症。出现这种病症的原因可能包括甲状腺疾病、肝病或缺少维生素B12
血红蛋白含量	低	血红蛋白含量低是贫血的标志
	高	对于生活在高海拔地区的人来说，血红蛋白含量高属于正常情况。但在其他情况下，血红蛋白含量过高则可能是由脱水、吸烟或潜在的疾病（如心血管或肺部疾病）引发的
红细胞比容	低	红细胞比容过低是贫血的标志
	高	红细胞比容过高可能是由脱水引发的，也可能是由潜在的疾病（如肺部疾病、心脏病或某些血液病）引发的
白细胞数量	低	部分人的白细胞数量偏低属于正常情况。但在其他情况下，导致这一现象的原因则可能包括某些传染病，如艾滋病；血液病，如白血病；某些药物，如化疗药物
	高	白细胞数量偏高通常是由感染引起的。其他可能的原因还包括某些药物的使用，如皮质类固醇；炎症；严重过敏；压力过大；某些血液疾病，如白血病
血小板数量	低	血小板数量过少会引发血小板减少症。出现这种病症的原因可能包括出血；某些药物的使用，如利尿药；某些自身免疫性疾病；骨癌或血癌
	高	血小板数量过多会引发血小板增多症。出现这种病症的原因可能包括急性出血；炎症；感染；脾脏切除；骨髓增殖性疾病或某些癌症等

血糖检测

葡萄糖是糖的一种，是人体所有细胞的主要能量来源。葡萄糖从人体日常摄入的碳水化合物中获得，并通过血液在体内循环。维持正常的血糖水平对身体机能的正常发挥至关重要。血糖水平过高可能表明患有糖尿病。

血糖控制

在各种激素的控制下，血液中的葡萄糖水平能够保持在正常范围内。如果血糖水平升得太高（如餐后），胰腺就会分泌胰岛素来降低血糖水平。如果血糖水平降得太低，其他激素（如胰腺分泌的胰高血糖素）就可以通过调动体内存储的糖类来提高血糖水平。如果血糖水平持续升高，则可能是因为胰岛素抵抗（细胞对胰岛素的反应降低），或者是因为胰腺分泌的胰岛素减少——这意味着可能患有糖尿病。

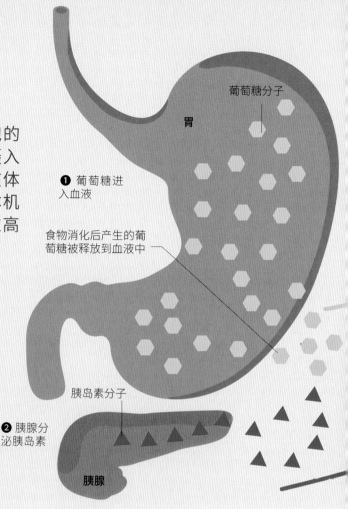

葡萄糖分子

胃

❶ 葡萄糖进入血液

食物消化后产生的葡萄糖被释放到血液中

胰岛素分子

❷ 胰腺分泌胰岛素

胰腺

糖化血红蛋白检测

糖化血红蛋白检测可以得出过去几个月内的平均血糖水平。血液中的葡萄糖与血红蛋白（血液中的携氧成分）相结合，便会形成糖化血红蛋白（HbA1c）。糖化血红蛋白水平受近期食物摄入的影响较小，因此可以反映长期血糖水平的整体情况。糖化血红蛋白检测只需采集血样（见第46页）进行分析。

糖化血红蛋白水平

血液中的糖化血红蛋白水平可以通过其浓度（mmol/mol）或以血红蛋白中糖化血红蛋白的百分比形式表示。正常情况下，糖化血红蛋白水平低于42mmol/mol（5.7%）。

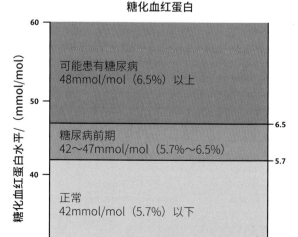

糖化血红蛋白

可能患有糖尿病
48mmol/mol（6.5%）以上

糖尿病前期
42~47mmol/mol（5.7%~6.5%）

正常
42mmol/mol（5.7%）以下

糖化血红蛋白水平 /（mmol/mol）

糖化血红蛋白水平/%

60

50

40

30

6.5

5.7

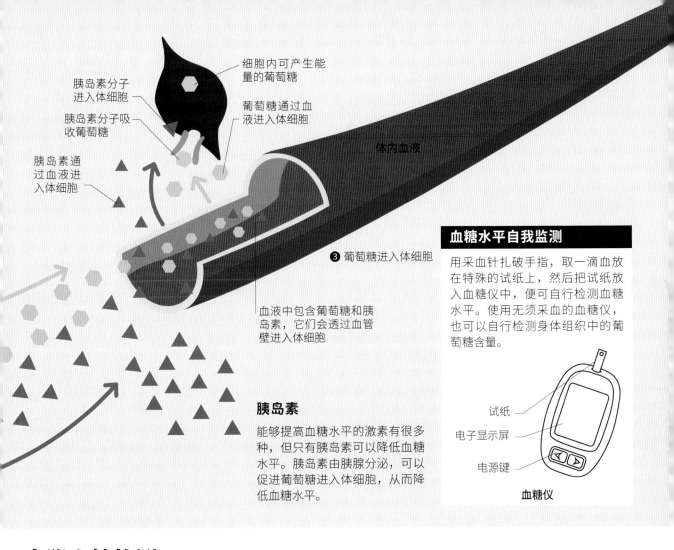

细胞内可产生能量的葡萄糖

胰岛素分子进入体细胞

胰岛素分子吸收葡萄糖

葡萄糖通过血液进入体细胞

胰岛素通过血液进入体细胞

体内血液

❸ 葡萄糖进入体细胞

血液中包含葡萄糖和胰岛素，它们会透过血管壁进入体细胞

胰岛素

能够提高血糖水平的激素有很多种，但只有胰岛素可以降低血糖水平。胰岛素由胰腺分泌，可以促进葡萄糖进入体细胞，从而降低血糖水平。

血糖水平自我监测

用采血针扎破手指，取一滴血放在特殊的试纸上，然后把试纸放入血糖仪中，便可自行检测血糖水平。使用无须采血的血糖仪，也可以自行检测身体组织中的葡萄糖含量。

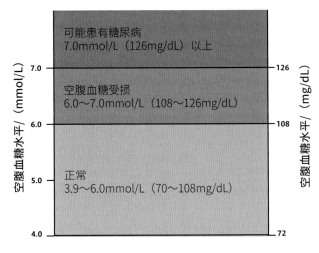

试纸

电子显示屏

电源键

血糖仪

空腹血糖检测

空腹血糖是在隔夜空腹（至少8h不摄取食物，饮水除外）后检测出的血糖水平。其检测结果不受饮食的影响，一般情况下都能给出准确的数据。检测前，大多数药物通常都是可以继续服用的。如果不确定，可以咨询医护人员。禁食结束后，便可按常规方法抽取血样（见第46页），测定血液中的葡萄糖含量。

空腹血糖水平

空腹血糖水平可用于判断是否患有糖尿病或空腹血糖受损（糖尿病前期的一种）。

空腹血糖

空腹血糖水平 / (mmol/L)		空腹血糖水平 / (mg/dL)
	可能患有糖尿病 7.0mmol/L（126mg/dL）以上	
7.0		126
	空腹血糖受损 6.0～7.0mmol/L（108～126mg/dL）	
6.0		108
5.0	正常 3.9～6.0mmol/L（70～108mg/dL）	
4.0		72

胆固醇检测

胆固醇是血液中携带的一种脂类物质。有些胆固醇对人体正常机能的发挥至关重要，但如果某类胆固醇含量过高，则可能会增加患心脏病和卒中等疾病的风险。

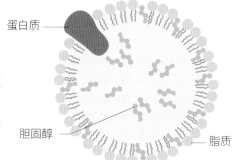

蛋白质

胆固醇

脂质

"坏"胆固醇

胆固醇的作用

某些胆固醇能够帮助身体发挥正常机能，例如合成激素，产生胆汁以助消化，以及保持细胞膜的韧性和牢固性。人体内大约90%的胆固醇都是在肝脏中产生的，只有一小部分来自饮食。血液中的胆固醇存在于一种叫作脂蛋白的蛋白质中。脂蛋白主要有两种类型：低密度脂蛋白和高密度脂蛋白。甘油三酯是血液中的另一种脂肪。当人体摄入的能量过多时，多余的能量便会被肝脏转化为甘油三酯，然后存储在体细胞中。血液中的甘油三酯水平过高也会增加患上心血管疾病的风险，因此检测血液中的甘油三酯和胆固醇水平至关重要。

低密度脂蛋白（LDL）

低密度脂蛋白含有相对较少的蛋白质和较多的胆固醇，可将胆固醇从肝脏转运到体细胞。低密度脂蛋白会使胆固醇堆积在动脉壁上，形成脂肪块，从而减缓血液流动速度，因此被称为"坏"胆固醇。

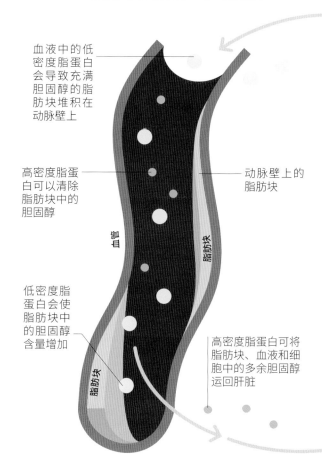

血液中的低密度脂蛋白会导致充满胆固醇的脂肪块堆积在动脉壁上

高密度脂蛋白可以清除脂肪块中的胆固醇

动脉壁上的脂肪块

低密度脂蛋白会使脂肪块中的胆固醇含量增加

高密度脂蛋白可将脂肪块、血液和细胞中的多余胆固醇运回肝脏

血管

脂肪块

脂肪块

居家进行胆固醇检测

人们可以使用家用医疗器械自行检测胆固醇水平，这种检测会用到一种特殊的反应试纸。首先用采血针扎破手指，取一滴血，滴在试纸上，然后将试纸放入分析仪器中，几分钟内就能得到结果。除了总胆固醇水平，某些仪器还可以检测出高密度脂蛋白、低密度脂蛋白和甘油三酯水平，进而计算出高密度脂蛋白与低密度脂蛋白的比值。人们也可以在家中完成采血，然后将带血样的试纸或血样送到医院进行分析（一些药店也提供胆固醇检测服务）。检测结果出来后，要与其他和心血管疾病有关的风险因素综合起来进行考虑，并主动向专业的医务人员进行咨询。

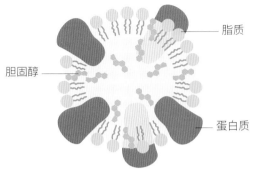

脂质

胆固醇

蛋白质

"好"胆固醇

高密度脂蛋白（HDL）

与低密度脂蛋白相比，高密度脂蛋白含有较多的蛋白质和较少的胆固醇。高密度脂蛋白有助于清除动脉壁上脂肪块中的胆固醇，并将胆固醇运至肝脏，以便排出体外，因此被称为"好"胆固醇。

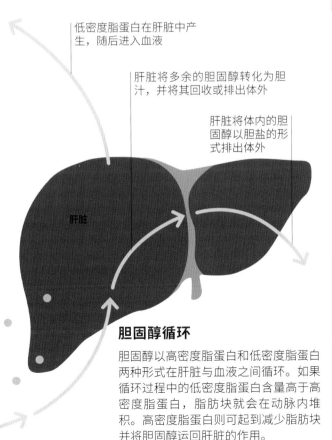

低密度脂蛋白在肝脏中产生，随后进入血液

肝脏将多余的胆固醇转化为胆汁，并将其回收或排出体外

肝脏将体内的胆固醇以胆盐的形式排出体外

肝脏

胆固醇循环

胆固醇以高密度脂蛋白和低密度脂蛋白两种形式在肝脏与血液之间循环。如果循环过程中的低密度脂蛋白含量高于高密度脂蛋白，脂肪块就会在动脉内堆积。高密度脂蛋白则可起到减少脂肪块并将胆固醇运回肝脏的作用。

胆固醇水平检测

检测胆固醇水平时，也需要从指尖取血或从手臂静脉中抽取少量血样（见第46页）。为了采集血液样本，有时还需维持空腹状态8~12h，或是停服某些药物。如有任何疑问，都可以咨询医务人员。血样可用于分析高密度脂蛋白、低密度脂蛋白的胆固醇水平和甘油三酯的水平。通过高密度脂蛋白和低密度脂蛋白水平能够计算出总胆固醇水平，以及总胆固醇与高密度脂蛋白的比值。总的来说，胆固醇水平检测结果可揭示心血管健康与血脂水平的关系。

血脂水平		
总胆固醇水平	总胆固醇与高密度脂蛋白的比值	甘油三酯水平
不健康 >5mmol/L （195mg/dl）	不健康 >4	不健康 非空腹情况下＞ 2.3mmol/L（205mg/dl） 空腹情况下＞ 1.7mmol/L（150mg/dl）
健康 <5mmol/L （195mg/dl）	健康 <4，理想情况下越低越好	健康 非空腹情况下＜ 2.3mmol/L（205mg/dl） 空腹情况下＜ 1.7mmol/L（150mg/dl）

降低胆固醇水平的措施

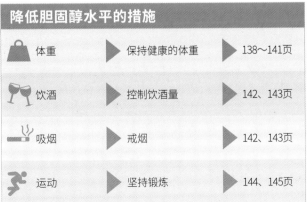

体重	▶ 保持健康的体重	▶ 138~141页
饮酒	▶ 控制饮酒量	▶ 142、143页
吸烟	▶ 戒烟	▶ 142、143页
运动	▶ 坚持锻炼	▶ 144、145页

其他血液检测项目

血液检测可对人体中的100多种不同物质进行检测。某些血液检测项目仅应用于诊断特定的疾病，另一些（如肝功能检查）项目则广泛应用于诊断和健康检查。

自动检测

大多数血样都是由机器自动分析的，可以快速生成准确的结果。结果出来后，要由专业医务人员进行评估。

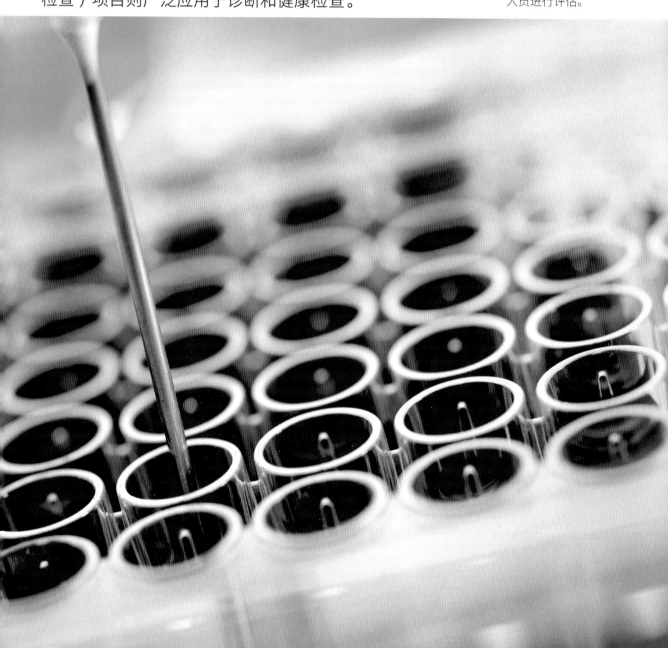

部分常见血液检测项目

除了血细胞、葡萄糖和胆固醇等物质外，血液检测还可以检测其他多种物质，如维生素、矿物质、蛋白 质、激素、酶、抗体，甚至某些基因。下表列出了一些较常见的血液检测项目及其结果所代表的含义。

检测项目	检测物质	检测结果所代表的含义
维生素和矿物质	钙（人体必需的一种矿物质）	钙含量异常表明可能存在健康问题，如甲状旁腺疾病、肾脏疾病、骨骼疾病或某些癌症
	磷酸盐（人体必需的一种矿物质）	磷酸盐含量异常可能是由各种健康问题引起的，包括肾脏疾病、甲状旁腺疾病、维生素D过量或癌症
	维生素B12和叶酸	维生素B12和叶酸含量低可能意味着贫血、日常摄入量较少或自身免疫性疾病；某些药物也可能导致维生素B12和叶酸含量低
	维生素D	维生素D含量低可能是由多种原因引起的，包括营养不良，接触阳光太少，肾功能受损，某些影响肠道吸收的疾病，如麦胶性肠病等
	铁蛋白（存储在体内的一种铁）	铁蛋白含量低通常表明贫血；铁蛋白含量高则可能预示着各种潜在的疾病，如肝病、糖尿病或某种癌症，肥胖也可能导致铁蛋白含量过高
凝血功能	凝血因子（正常凝血所必需的蛋白质）	凝血因子水平异常表明可能患有某种疾病，如肝病或出血性疾病。凝血因子水平也被用于监测某些抗凝血药物的治疗效果
感染和炎症	特异性抗体	如果出现针对特定感染的抗体，则说明曾经有过感染史
	C-反应蛋白（肝脏中针对炎症所产生的一种物质）	C-反应蛋白水平高表明体内有炎症存在，但无法揭示出身体哪个部位发炎了
甲状腺功能	甲状腺激素水平（包括促甲状腺激素、甲状腺素、三碘甲腺原氨酸）	甲状腺激素水平异常包括两种情况：甲状腺激素产生过多（甲状腺功能亢进症）和不足（甲状腺功能减退症）
肝功能	某些蛋白质和肝酶的水平	肝脏蛋白或酶水平异常表明可能有肝损伤（见第63页）
肾功能	尿素（蛋白质代谢产生的废物）、肌酐（肌肉代谢产生的废物）和电解质水平	尿素、肌酐和电解质水平可以表明肾脏运行状态。其中任何一项水平过高都意味着肾损伤（见第69页）
癌症	前列腺特异抗原（一种与前列腺疾病相关的蛋白质）	前列腺特异抗原水平过高表明前列腺可能有问题，如前列腺肿大、发炎或前列腺癌。不过，有时也存在前列腺特异抗原水平异常，但前列腺并没有潜在问题的情况
	CA12-5（一种蛋白质）	CA12-5水平过高表明女性可能会有各种生殖系统问题，包括卵巢癌和卵巢囊肿。不过，正常情况下CA12-5也可能过高，例如月经期间
	*BRCA1*和*BRCA2*基因	*BRCA1*和*BRCA2*基因的突变，会增加患乳腺癌和卵巢癌的风险

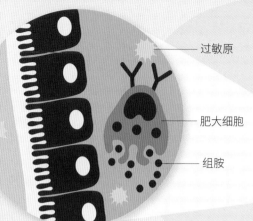

过敏原

肥大细胞

组胺

花粉症

许多人患有花粉症——对花粉或粉尘过敏。当过敏原与鼻子、鼻窦和眼睛下方的肥大细胞（一种免疫细胞）结合时，这些细胞就会释放组胺。组胺随之会引发炎症反应，如打喷嚏、流鼻涕，以及眼睛发痒、流眼泪等。

常见的过敏

花粉症（也称枯草热）、湿疹和哮喘是最常见的过敏。与其他过敏一样，它们是由于人体免疫系统过度反应，产生了过量的组胺和细胞因子等物质而引发的。

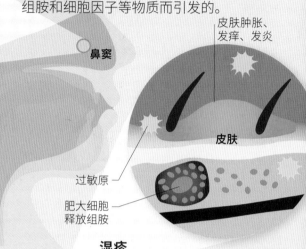

鼻窦

皮肤肿胀、发痒、发炎

皮肤

过敏原

肥大细胞释放组胺

湿疹

湿疹很可能是由皮肤上的一种刺激物（过敏原）所引发的。它能刺激皮肤深层的肥大细胞释放组胺，从而引起炎症和皮肤刺激。

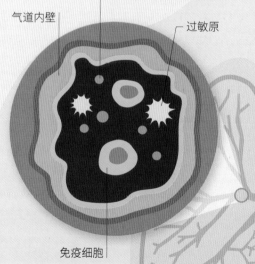

免疫细胞释放的细胞因子

气道内壁

过敏原

免疫细胞

肺部正常免疫反应

吸入过敏原后，肺部气道中的免疫细胞会产生一种叫作细胞因子的化学物质。一般情况下，这些物质只会引起呼吸道的轻微肿胀。

肺部

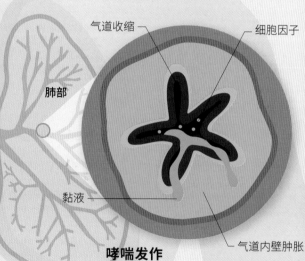

气道收缩

细胞因子

黏液

气道内壁肿胀

哮喘发作

哮喘发作是人体免疫系统对吸入的过敏原产生的过度反应。过度反应会使免疫系统产生细胞因子，导致气道肿胀并产生大量黏液，从而引发气喘、咳嗽和呼吸困难等症状。

过敏原检测

过敏指免疫系统对无害物质（如花粉或某种食物）的过度反应。过敏通常并不严重，很少会危及生命。过敏原检测方法包括点刺试验和斑贴试验。

人体的过敏反应

人体会不断接触到刺激免疫系统的外来物质。正常情况下，这不会引起任何问题，但对于易感人群而言，免疫系统会对特定物质（过敏原）反应过度，从而导致过敏反应。大多数过敏反应发生在接触过敏原后不久，但有时也可能在3天后才会产生反应。

点刺试验

点刺试验是最常见的过敏原检测方法之一，能够快速识别可能的过敏原。点刺试验所使用的稀释溶液是从通常会引起过敏反应的过敏原（如花粉、食物和动物皮屑）中提取的。医护人员会将每种溶液滴在受检者的皮肤上，然后用点刺针穿过液滴，轻轻刺入皮内。整个过程通常只需10～15min，医护人员会在此期间检查皮肤的反应。如果受检者对其中一种测试物质过敏，皮肤上就会出现红肿、发痒、发炎等症状。但是，过敏区域的大小并不能反映过敏的严重程度。如果经常服用抗组胺药或其他抗过敏药物，试验前几天可能需要停药，停药时间取决于服用的药物种类。

斑贴试验

斑贴试验针对的是接触性皮炎（一种过敏性湿疹），能够确定引起湿疹的"元凶"。首先将少量潜在过敏原放在小贴片或金属盘上，然后再贴在皮肤上。通常情况下是在背部进行斑贴试验，但有时也会在胳膊或腿上进行。大约两天后，医护人员会将贴片去除，同时检查皮肤状态。红肿、发痒、发炎的区域表示对贴片或金属盘上的特定过敏原有阳性反应。再过两天后，医护人员将再次检查，以确定是否还有其他延迟反应。如果经常服用抗过敏药物，那么在试验前需要停药一段时间。

大多数过敏症患者只有相对轻微的症状，如流鼻涕、皮疹、流眼泪、打喷嚏和气喘。极少数患者会出现严重的过敏反应，引发过敏性休克的症状，如面部、口腔、咽喉和舌头肿胀，呼吸困难，甚至可能失去意识。过敏性休克是一种急症，需要立即注射肾上腺素进行治疗。

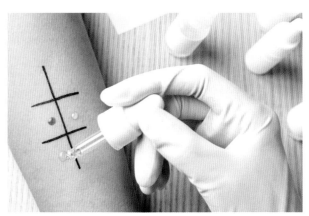

滴上含潜在过敏原的稀释溶液

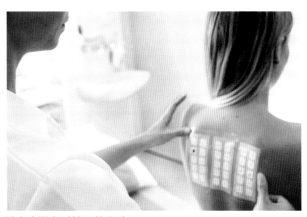

贴上含潜在过敏原的斑贴

消化系统

消化系统可以分解人体摄入的食物，然后为体细胞提供营养和能量。消化系统的中心是一条被称为消化道的长管。此外，它还包括能够分泌消化物质的肝脏、胆囊和胰腺。

消化道

消化道的不同部位可以分阶段地消化和吸收食物。消化过程全部结束后，剩余物质会作为粪便排出体外。

口腔和食管

食物进入口腔后，首先会被牙齿切割、研磨，然后会被唾液中的淀粉酶进行化学分解。舌头将食物和唾液混合在一起，形成团糊状物。食物被吞咽后，便会经食管进入胃里。

胃

食物与高浓度的胃酸和酶混合后，在胃壁肌肉的搅动下，会被分解成一种半流体状物质——食糜。食糜在进入肠道前可能会在胃里停留数小时。

小肠

小肠很长，且肌肉发达，分为十二指肠、空肠和回肠3个部分。在十二指肠和空肠中，食物与更多的消化液混合，并释放出营养物质；在回肠中，营养物质被吸收进血液和淋巴液中。

大肠

大肠包括结肠和直肠等。大肠管道中的细菌能让食物残渣释放出更多的营养物质。此外，大肠还能将水分吸收到体内。最后，剩下的废物集中形成粪便，通过直肠和肛门排出体外。

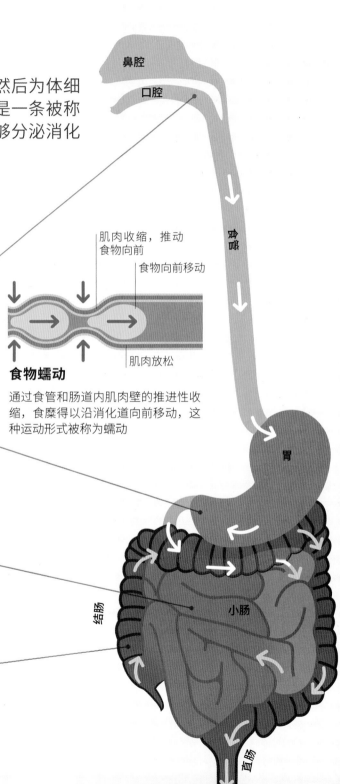

肌肉收缩，推动食物向前

食物向前移动

食物蠕动

通过食管和肠道内肌肉壁的推进性收缩，食糜得以沿消化道向前移动，这种运动形式被称为蠕动

肌肉放松

鼻腔

口腔

食管

胃

结肠

小肠

直肠

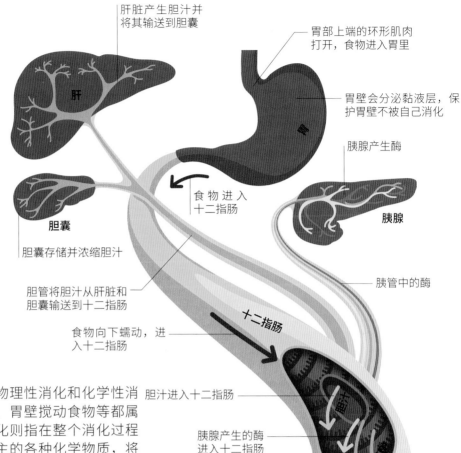

肝脏产生胆汁并将其输送到胆囊

胃部上端的环形肌肉打开，食物进入胃里

胃壁会分泌黏液层，保护胃壁不被自己消化

胰腺产生酶

肝

胆囊

食物进入十二指肠

胰腺

胆囊存储并浓缩胆汁

胰管中的酶

胆管将胆汁从肝脏和胆囊输送到十二指肠

食物向下蠕动，进入十二指肠

十二指肠

胆汁进入十二指肠

胰腺产生的酶进入十二指肠

数以百万计的绒毛排列在小肠内壁上

肠道内壁的面积约为32m²（平方米），相当于8张特大号床拼在一起那么宽

食物的消化过程

消化道内的消化过程包括物理性消化和化学性消化。牙齿把食物切成小块、胃壁搅动食物等都属于物理性消化。化学性消化则指在整个消化过程中，人体内会分泌以酶为主的各种化学物质，将食物消化成微小颗粒，以便其能够被血液吸收。这些化学物质分解后的主要混合物进入十二指肠。随后，胆囊中的胆汁也进入十二指肠，将脂肪乳化成微小的液滴。胰腺中的一系列消化酶也会进入十二指肠，将食物分解成可吸收的营养物质——糖、氨基酸和脂肪酸。

消化系统检查

消化系统检查可用于评估消化系统的结构、消化酶和其他化学物质的水平。通过X线、内镜检查之类的医学影像检查，可以发现消化道阻塞或狭窄的区域、肿瘤或消化道出血。某些检查还可用于检测溃疡（胃或十二指肠内壁的疼痛区域）。血液检测可用于评估肝脏产生的化学物质的水平，或者胰腺产生的胰岛素或消化酶的水平。

肠道内壁

小肠内壁密布着数以百万计的手指状绒毛。这些绒毛又被更小的绒毛（微绒毛）覆盖，形成了一个巨大的表面，可以使更多的营养物质被血液吸收。

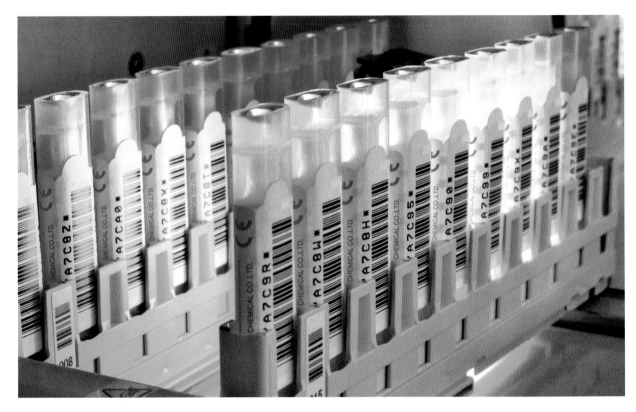

结直肠癌筛查

结直肠癌在世界范围内都很常见，大都发生在50岁以上的人身上。结直肠癌筛查的目的是识别早期癌症，从而使患者有机会得到有效治疗。

自动化检测

标本管被放置在自动进行粪便免疫化学检测的机器中，以检测样本中是否含有血液。

粪便血检

结直肠癌的主要征兆是粪隐血检查结果阳性。检测粪便中是否有隐血的方法有两种：粪隐血检测和粪便免疫化学检测，这两种方法都需要采集粪便样本。粪隐血检测需要分3次采集粪便样本，并将少量粪便涂抹在测试卡上。粪便免疫化学检测只需采集一次样本，将粪便收集在一根木棒上后放入塑料管中。检测过程中，必须仔细按照说明操作，以确保结果准确。

检测结果解释

可能的检测结果包括三种：一是正常（粪便中没有发现隐藏的红细胞或血红蛋白），不需要立即采取措施；二是不明确，需要再次检测；三是异常（样本中发现血液）。异常结果可能是由结直肠癌引起的，也可能不是由结直肠癌引起的，需要进一步做结肠镜检查，以便观察结肠内壁的情况。

肠镜检查

肠镜检查时，医生会将一根带摄像头的细软管通过直肠插入结肠，以识别和摘除可能会随着时间的推移转变为恶性肿瘤的息肉。

肠镜检查前几天，医院会将检查的注意事项和清除肠道用的泻药发给受检者。为使肠道尽可能干净，受检者需在检查前调整饮食，并在检查当天服用泻药。在检查过程中，医生会将装有摄像头的软管插入直肠并移动到结肠中，然后注入适量空气，使肠道膨胀。如果发现肠内有息肉，医生通常会立即通过手术切除。肠镜检查是在全身麻醉的情况下进行的，受检者通常无痛感。

检查结果解释

被切除的息肉会在手术当天送往实验室化验。如果发现息肉中含有癌细胞，那么需要寻求癌症专家的帮助，接受进一步的治疗。如果发现息肉是非肿瘤性的，那么建议在3~5d（天）再次进行肠镜检查。

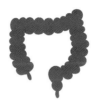

在肠镜检查中，要检查整个直肠和结肠

肠镜检查过程

在检查过程中，受检者需保持左侧卧位，软管穿过直肠进入结肠。麻醉师会在现场对受检者进行全身麻醉，同时监测受检者的生命体征。

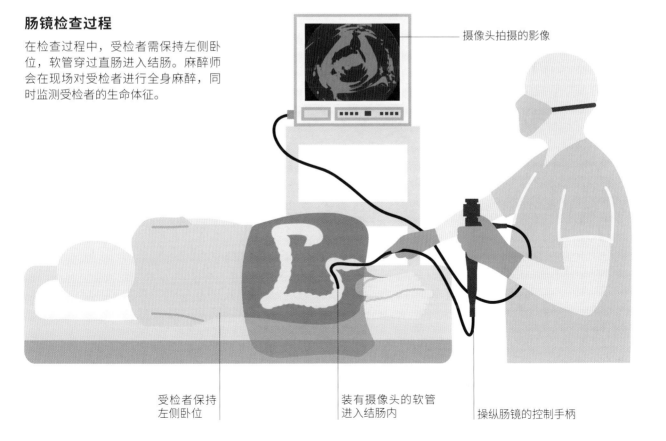

摄像头拍摄的影像

受检者保持
左侧卧位

装有摄像头的软管
进入结肠内

操纵肠镜的控制手柄

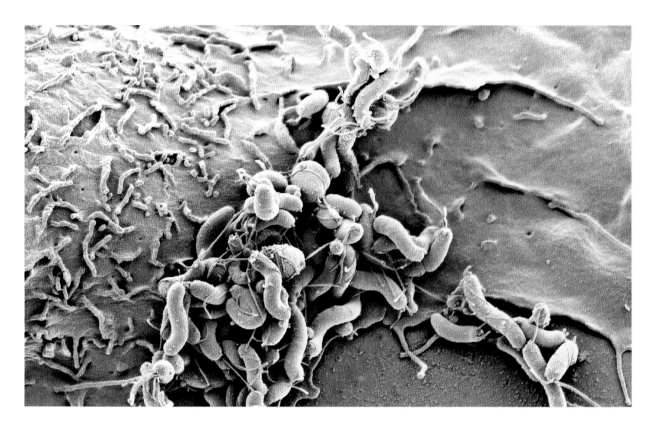

幽门螺杆菌检测

幽门螺杆菌是一种寄生在胃壁上的细菌，繁殖能力很强，会导致经常性消化不良和胃溃疡。感染了幽门螺杆菌的人可能不会有什么症状，所以很多人不会意识到自己已经感染上了。

细菌感染

上图是一张被放大的图片，图中黄色的就是胃部细胞上的幽门螺杆菌。

粪便抗原检测

通过检测粪便样本中与幽门螺杆菌相关的抗原（诱发免疫反应的物质），可以诊断出是否存在幽门螺杆菌活动性感染。粪便样本要被送到实验室进行分析。检测前一个月，受检者不需要禁饮禁食，但不能服用任何抗生素，因为抗生素可能会影响幽门螺杆菌的活跃度。此外，采集粪便样本前的两周内，受检者不能服用抑酸药物。

检测结果解释

如果发现有幽门螺杆菌活动性感染，医生会开具抗生素药物。治疗后，需要再次进行检测，以确保感染已治愈。

幽门螺杆菌的感染率高达50%

呼吸检测

通过分析饮用某种特殊液体后的呼吸样本，也可以检测出胃中是否存在幽门螺杆菌。进行呼吸检测前，医生会让受检者喝下一种含有尿素的无味液体，等待15~30min后即可采集呼吸样本。检测前的4周内，受检者须停止服用抗生素；前2周内，受检者须停用抑酸药物，因为这些药物可能会影响检测结果的准确性。此外，检测前还须禁食6h。检测结果出来后，医生会向受检者详细说明情况。

预防幽门螺杆菌感染

幽门螺杆菌感染非常普遍，只不过大多数感染者不会出现症状。目前还不能确定幽门螺杆菌感染的诱因。接触感染者的粪便，或是食用感染者提供的食物或饮料，都可能造成感染。良好的卫生习惯（如勤洗手和食用熟食）有利于预防幽门螺杆菌感染。如果治疗不当，一些已治愈的感染者也可能复发。

检测过程

在喝下含有尿素的液体之前，受检者需要提供一个原始的呼吸样本作为对照。如果存在幽门螺杆菌，它就会分解尿素溶液，并在呼吸过程中被检测出来。

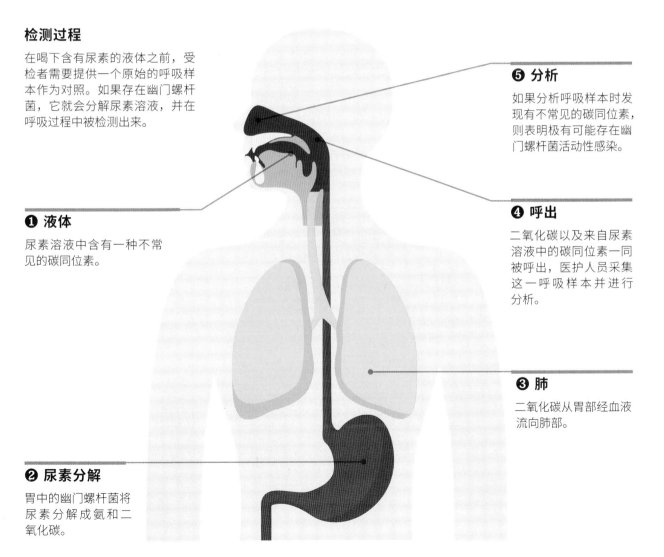

❶ 液体

尿素溶液中含有一种不常见的碳同位素。

❷ 尿素分解

胃中的幽门螺杆菌将尿素分解成氨和二氧化碳。

❺ 分析

如果分析呼吸样本时发现有不常见的碳同位素，则表明极有可能存在幽门螺杆菌活动性感染。

❹ 呼出

二氧化碳以及来自尿素溶液中的碳同位素一同被呼出，医护人员采集这一呼吸样本并进行分析。

❸ 肺

二氧化碳从胃部经血液流向肺部。

腹部超声检查

许多诊所或医院的门诊部都可以进行腹部超声检查，过程快速且无创、无痛。这项检查是为了查看腹部器官，并确定可能引起腹部不适（如疼痛、腹胀、恶心或呕吐）的原因。

检查内容

首先，医生会将一个能发出超声的探头按压在受检者腹部。超声的回声可以使重要器官（如肝脏、胆囊、脾脏和肾脏）成像。检查时，男性需要穿检查服或脱掉上衣；女性则需要穿一件开襟检查服。检查前几个小时内禁饮禁食。整个扫描过程通常要持续10~15min。

检查结果解释

超声成像后，可能需要几分钟时间等待检查报告。非急症患者的检查报告可以在几天后来医院获取。通过超声检查，医生可以发现许多身体问题，如胆结石、肾结石、脾肿大或腹壁疝。

腹部超声检查无法清楚地看到所有腹部器官。如有必要，医生会建议受检者进行其他检查。

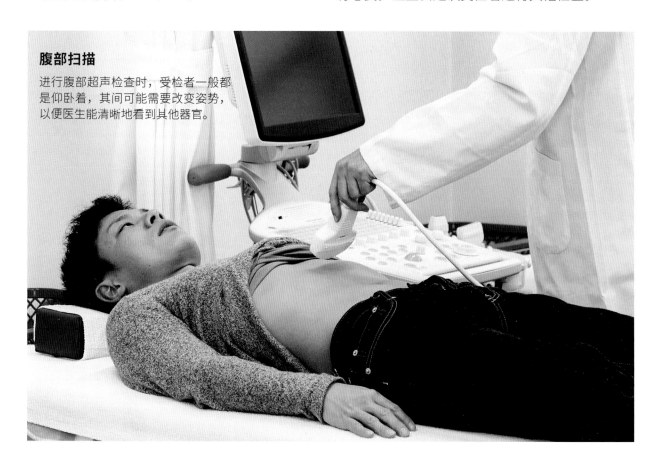

腹部扫描

进行腹部超声检查时，受检者一般都是仰卧着，其间可能需要改变姿势，以便医生能清晰地看到其他器官。

肝功能检查

肝功能检查也叫肝功能化验，是通过测量血液中蛋白质和酶等各种物质的水平来评估肝功能基本状况。

检查内容

肝功能检查需要抽血。某些食物和药物可能会影响检查结果，所以受检者应提前向医生了解检查前的注意事项。该检查能根据一些指标来诊断肝脏问题，如感染、炎症或胆管堵塞，还可用于评估肝脏产生白蛋白和凝血因子的能力，以及发现某些肝脏疾病的迹象。此外，可能同时进行一些与肝脏无关的血液检查，如血常规。

检查结果解释

采集的血样被送往实验室进行分析，几小时后就能出来检查结果。如果检查结果异常，也不一定说明受检者患有肝病，有时还需要进行额外检查。肝功能检查还可用于监测病情变化，或者监测药物可能产生的副作用。

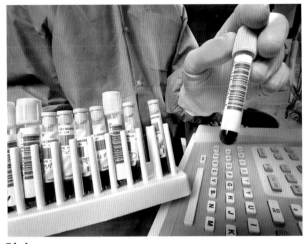

验血

采集血样进行分析，以便检查肝脏产生酶、蛋白质和其他物质的水平是否有异常。

检 测 内 容	检 查 结 果
谷丙氨酸转氨酶（ALT）	谷丙氨酸转氨酶在肝细胞受损或发炎时会升高
谷草转氨酶（AST）	谷草转氨酶在细胞受损或发炎时会升高
碱性磷酸酶（ALP）	当胆管内有胆结石等阻塞物时，碱性磷酸酶会升高
白蛋白和总蛋白	白蛋白或总蛋白水平低意味着肝脏无法正常工作，甚至可能出现肝脏衰竭。营养不良也会导致白蛋白水平降低
胆红素	胆红素水平过高说明肝脏或胆囊有胆管阻塞，也可能表明肝脏因炎症而受损
γ-谷氨酰转移酶（GGT）	肝脏受损时，γ-谷氨酰转移酶会升高；长期过量饮酒也会导致其升高
L-乳酸脱氢酶（LD）	当身体任一部位的细胞受损或分解时，L-乳酸脱氢酶就会被释放出来。肝病、肢体损伤或溶血性贫血等都会导致其升高
凝血酶原时间（PT）	凝血酶原时间可用于衡量凝血速度。凝血酶原时间过长意味着肝脏无法及时合成凝血因子，是出现肝病的迹象之一。华法林等药物也会影响凝血酶原时间

泌尿系统

泌尿系统包括肾脏和膀胱，以及将它们与外界连接的泌尿管道——输尿管和尿道。血液通过肾动脉进入肾脏，在肾脏中通过较小的血管到达肾单位（见左下图）进行过滤。经过清洁和过滤的血液通过肾静脉离开肾脏。尿液在肾盂中被收集后，进入输尿管，在经由尿道排出前会暂时存储在膀胱中。

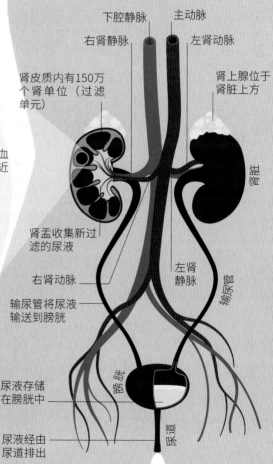

肾小球过滤血液
废液
废液进入集尿管
未过滤的血液到达肾小球
未过滤的血液流向邻近的肾单位
肾小管穿过毛细血管网
肾动脉中未过滤的血液
已过滤的血液进入肾静脉
已过滤的血液进入肾静脉
毛细血管再次吸收盐分和水分
尿液离开肾单位
肾单位

下腔静脉
主动脉
右肾静脉
左肾动脉
肾皮质内有150万个肾单位（过滤单元）
肾上腺位于肾脏上方
肾盂收集新过滤的尿液
肾脏
右肾动脉
左肾静脉
输尿管
输尿管将尿液输送到膀胱
尿液存储在膀胱中
膀胱
尿液经由尿道排出
尿道

血液过滤

进入肾脏的血液需要经过肾单位（一种微小的过滤单元）。血液首先进入一个叫作肾小球的毛细血管（微小的血管）网。在这里，废液和多余的液体会从血液中过滤出来。过滤后的液体通过肾小管，此时人体所需的液体和物质会再次被血液所吸收，而废液则以尿液的形式离开肾脏。

肾脏的基本功能

肾脏是成对的扁豆状器官，位于后背腰部脊柱两侧。作为泌尿系统的关键组成部分，它们有两大基本功能：过滤血液中的废物和调节体液平衡。

肾脏的肾单位和肾小管首尾相连，延展开来长度可达80km

体液平衡

肾脏会不断地与内分泌系统和循环系统交换信号，以平衡尿液中排出或滞留在血液和身体组织中的水、盐、矿物质和废物的量。这一过程至关重要，因为脱水（组织中水分过少）会扰乱人体的一些重要功能，如调节血压和体温。虽然体液过多的情况很少见，但也会危害健康。

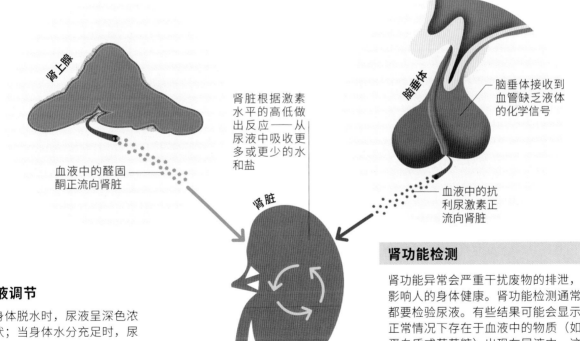

肾上腺

脑垂体

肾脏根据激素水平的高低做出反应——从尿液中吸收更多或更少的水和盐

脑垂体接收到血管缺乏液体的化学信号

血液中的醛固酮正流向肾脏

肾脏

血液中的抗利尿激素正流向肾脏

尿液调节

当身体脱水时，尿液呈深色浓缩状；当身体水分充足时，尿液呈淡色稀释状。尿液的产生和排泄由作用于肾脏的两种激素共同调节：由脑垂体分泌的抗利尿激素（ADH）可调节尿量；由肾上腺分泌的醛固酮可调节尿液中水、钠和钾的水平。

离开肾脏的尿液

肾功能检测

肾功能异常会严重干扰废物的排泄，影响人的身体健康。肾功能检测通常都要检验尿液。有些结果可能会显示正常情况下存在于血液中的物质（如蛋白质或葡萄糖）出现在尿液中，这表明肾脏可能受损；有些结果可能会显示尿液中有血液、脓液或导致身体其他部位病变的化学物质。血液检测也可以用来评估肾小球过滤血液的功能。

尿液

尿液的浓度是由肾脏控制的

尿液分析

尿液分析又称尿液检验，是对尿液样本进行的一系列检测，包括尿液试纸检测、尿液镜检和培养试验。尿液分析结果可用于诊断和监测各种疾病，如糖尿病、感染和慢性肾病。

样本采集

首先，受检者需要提供一份在排尿中段采集的干净尿液样本。因为排尿前段和后段的尿液有可能被皮肤上的细菌污染，所以不能作为样本。女性检测前最好先清洗阴唇，并在采集样本时保持阴唇张开。男性检测前应清洗阴茎末端。医护人员会提供一个无菌容器，上面会清楚地记录受检者的详细信息和检测日期。如果不能在1h内把样本交给医生，那么应将样本放在冰箱冷藏室里保存，最多可保存24h。早晨起床后，第一次排尿的尿液浓度最高检测到异常结果的可能性更大。此外，尿样还会受到饮食、体力活动和脱水的影响，如果有这些相关情况，须告知医生。

受检者也可以使用家庭检测试剂盒自行采集尿液，但建议还是在医院进行专业检测，因为医院有精准的仪器，医生能就检测结果给出专业的解释。如有需要，医院还会将样本送至其他机构做进一步的检测。如若尿血、尿频，并且/或者伴有任何疼痛、灼烧感、刺痛感，或者尿液混浊、有异味、颜色异常，应及时进行尿液检验。

细菌检测

尿液可能还会被送往实验室进行分析。在实验室进行培养试验是为了检测样本中存在的细菌，这些细菌可能就是导致泌尿道感染（UTI）的原因。

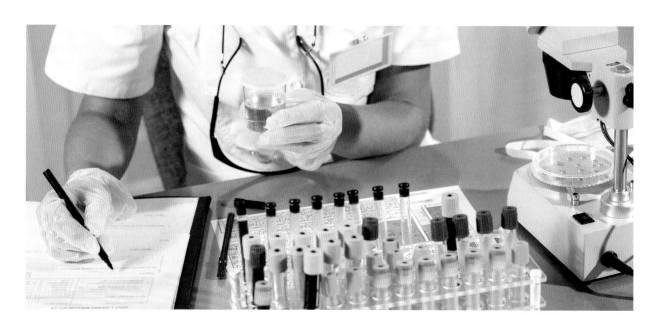

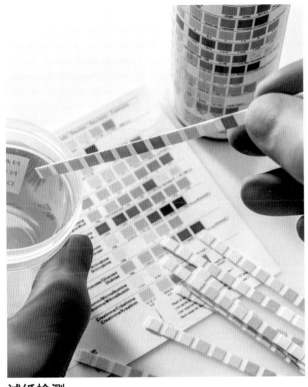

检 测 内 容	检 测 结 果
白细胞	表明泌尿道感染或被阴道分泌物污染
亚硝酸盐	某些细菌会释放亚硝酸盐，如果检测出这一物质，则说明受检者出现感染
蛋白质（蛋白尿）	可能是因为糖尿病、高血压、肾病或骨髓瘤等疾病对肾脏过滤系统造成了损伤
pH值（酸性/碱性）	尿液的pH值会因饮食习惯、肾结石或某些感染而发生变化
酮类（酮尿）	血糖过高的糖尿病患者（糖尿病酮症酸中毒）、低碳水化合物摄入人群或节食者的尿液中都有可能发现酮类物质
血液（血尿）	尿液中出现红细胞可能是由感染、结石、肾病、癌症或月经血污染导致的
胆红素和尿胆原	可能出现在肝病患者的尿液中
尿比重	指在4℃时尿液与同体积纯水的重量比，主要取决于受检者肾脏的浓缩功能
葡萄糖/糖类（葡萄糖尿）	糖尿病患者的尿液中含有葡萄糖，可据此进行糖尿病筛查

试纸检测

试纸检测要用到一种带彩色条带的试纸条，如果尿液中存在某种物质，试纸条就会变色。

尿液试纸检测

将彩色塑料条浸在尿液样本中就可以快速检测尿液。医务人员将试纸颜色与色标进行比较，如果颜色发生变化，则表明尿液中可能存在各种异常情况（见右上表）。有时，医务人员也会使用仪器来分析试纸。试纸颜色的变化程度取决于尿液样本中的物质含量。

该检测通常要72h才能得出结果。如果出现红细胞、白细胞、晶体、酵母菌和寄生虫等异常情况，可通过显微镜观测和计数。医务人员通常还会在实验室中进行另一项检测：尿微量白蛋白肌酐比值（ACR）。这一比值通常被用来监测糖尿病、高血压和肾病患者的身体状况。

实验室样本分析

尿液样本可置于显微镜下观察并进行培养，让其在适宜的环境下生长，以确定哪些抗生素可用于治疗感染。

全球每年约有1.5亿人患尿路感染

肾功能检测

肾脏相当于一个过滤器，能够净化血液，并以尿液的形式将废物排出。通过分析尿样和血样，可以了解肾脏的功能状况。

肾功能尿液检测

通过尿液试纸检测或将尿液样本送至实验室分析，可以快速有效地进行尿液检验。

检测内容

尿液试纸检测可以识别感染、糖尿病并发症和肾脏损伤等可能导致蛋白质、酮类物质（产生于脂肪酸分解时等）或血细胞渗漏的问题。实验室会对尿液中的微量白蛋白和肌酐（肌肉在人体内代谢的产物）含量进行检测，以计算尿微量白蛋白肌酐比值（ACR）。ACR检测所需的尿液样本最好在早晨采集。糖尿病患者和血压、尿蛋白过高人群，应每年做一次ACR检测。ACR水平过高（>3mg/mmol或30mg/g），会增加受检者患上慢性肾病和心脏病的风险。

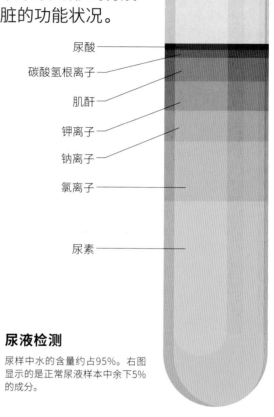

尿酸
碳酸氢根离子
肌酐
钾离子
钠离子
氯离子

尿素

尿液检测

尿样中水的含量约占95%。右图显示的是正常尿液样本中余下5%的成分。

微量白蛋白检测

健康的肾脏会保留血液中的必要成分，如白蛋白。如果肾脏受损，白蛋白会最先渗漏并随尿液排出。

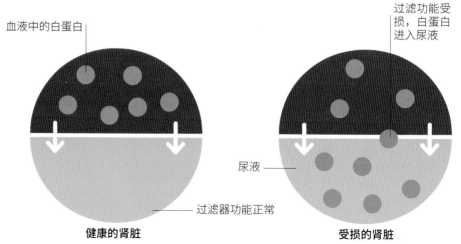

血液中的白蛋白

过滤功能受损，白蛋白进入尿液

尿液

过滤器功能正常

健康的肾脏

受损的肾脏

肾功能血液检测

肾功能检测所需的血液样本可使用常规方式采集，然后送往实验室进行检测。这一检测项目有时也被称为尿素和电解质（U&E）测试。

检测结果解释

通过检测血液中尿素、肌酐、电解质或盐的含量，医务人员能计算出肾小球滤过率估值（eGFR）。尿素和肌酐都是通过肾脏进入尿液的代谢物，如果肾脏功能异常，血液中的尿素和肌酐含量就会增加。健康的人在经历脱水、结石、严重感染或某些药物治疗后，血液中的尿素和肌酐会迅速增加，然后再降低，这一症状被称为急性肾损伤（AKI）。盐或电解质水平会因肾脏受损或其他器官的变化而波动。

通过计算eGFR，可以了解肾脏的基本功能以及它们是如何过滤血液的。eGFR值是根据受检者的年龄、性别和种族来计算的，可能会受到体质、脱水、截肢或肌肉萎缩的影响。eGFR正常值应 $>90mL/min/1.73m^2$。如果间隔>90d的两次检测都显示eGFR低于这一水平，则表明受检者可能患有慢性肾病，且有可能会逐渐恶化。

血样

如果在血样中检测出高于正常水平的废物，则表明肾脏功能异常。

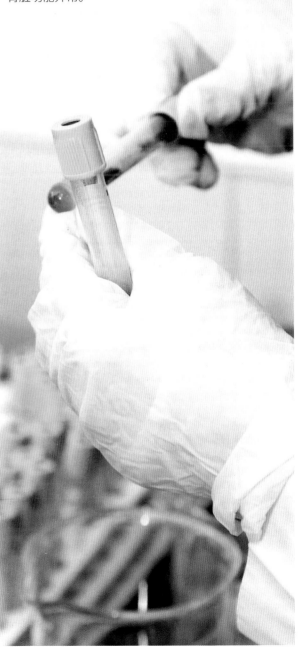

自我预防措施

血压	▶	高血压会使肾脏的过滤管收缩	▶	22、23页
补水	▶	避免出现脱水现象	▶	138页
体重	▶	体重过轻或过重都会引起肾脏问题	▶	140页
吸烟	▶	吸烟会导致肾功能衰退	▶	143页
酒精/盐	▶	摄入过量的盐和酒精会损伤肾功能	▶	141、142页

男性生殖系统

男性生殖系统包括阴茎、睾丸、前列腺，以及将它们连接起来的管道和尿道。这些器官和结构能够产生并输送精子。通过性交，男性的精子与女性的卵子相结合，形成受精卵。

结构和功能

睾丸产生和存储精子，精子经由一系列的管道到达阴茎。在这个过程中，精子会经过前列腺，由前列腺补充液体营养，形成精液。在性交过程中，阴茎勃起，进入女性的阴道，精液会通过尿道排出体外。尿道也是泌尿系统的一部分，与膀胱相连，能将尿液排出体外。

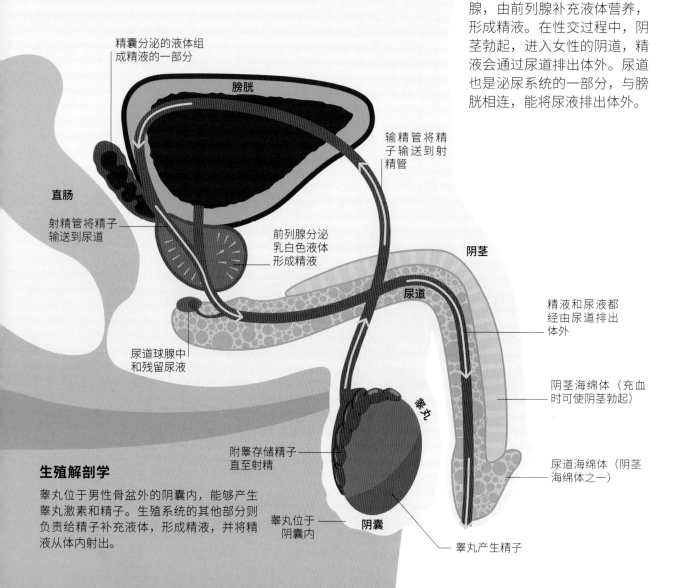

精囊分泌的液体组成精液的一部分

膀胱

直肠

射精管将精子输送到尿道

输精管将精子输送到射精管

前列腺分泌乳白色液体形成精液

阴茎

尿道

精液和尿液都经由尿道排出体外

尿道球腺中和残留尿液

阴茎海绵体（充血时可使阴茎勃起）

睾丸

附睾存储精子直至射精

尿道海绵体（阴茎海绵体之一）

睾丸位于阴囊内

阴囊

睾丸产生精子

生殖解剖学

睾丸位于男性骨盆外的阴囊内，能够产生睾丸激素和精子。生殖系统的其他部分则负责给精子补充液体，形成精液，并将精液从体内射出。

阴茎的结构

阴茎主要由一个尿道海绵体和两个阴茎海绵体组成。性兴奋过程中，多余的血液被输送到阴茎，使阴茎海绵体胀大，静脉因此收缩；血液在阴茎中积聚，使其勃起。射精后，压力下降，血液流出，阴茎变软。

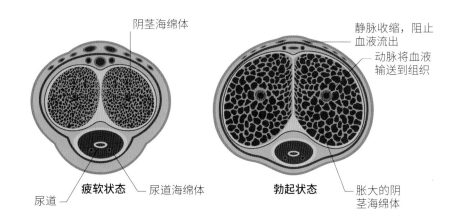

阴茎海绵体

静脉收缩，阻止血液流出

动脉将血液输送到组织

疲软状态

尿道   尿道海绵体

勃起状态

胀大的阴茎海绵体

睾丸

精子细胞由两个睾丸中紧密缠绕的生精小管产生。在睾丸中，精子会发育出含遗传物质（DNA）的"头部"和帮助其运动的"尾部"，然后进入附睾。在附睾中，精子发育得更加成熟并逐渐具备运动能力。睾丸中的其他特殊细胞会分泌睾丸激素（一种男性荷尔蒙）。

精索由输精管、血管和神经等组成

附睾暂存精液，直至其发育成熟

精子通过中央导管进入附睾

生精小管产生精子

分布在生精小管之间的睾丸间质分泌睾丸激素

阴囊

附睾

睾丸

男性生殖健康检测

最常见的是尿样或血样检测，目的是检测性传播感染（STI）或筛查癌症。及时发现性传播感染是十分重要的，因为这种感染会传给性伴侣，并且会影响男性及其伴侣的生育能力。男性还可以进行前列腺癌筛查。为了预防睾丸癌，男性应该定期检查睾丸有无肿块。

男性一生中可以产生5000多亿个精子

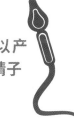

感染检测

无论是男性还是女性，都可能患上或传播性传播感染。无保护措施的阴道性交、肛交或口交，甚至只是与男性或女性伴侣的密切性接触，都可能导致性传播感染。有些性传播感染可以通过血液、唾液或母婴传播。性传播感染可能不会表现出任何症状，所以在开始性关系之前最好先进行相关的检查，以降低感染他人的风险。

血液检测

血液检测可以监测到受检者是否被某种病毒感染。例如，艾滋病病毒感染可能会引起类似流感的症状，但也有1/5的感染者不会出现任何症状。因此，为了获得准确的检测结果，需要检测血液中机体产生的抗病毒抗体是否正常。不过，抗体可能需要3个月的时间才能充分繁殖，从而得出阳性结果。因此，最好的艾滋病病毒检测方法是同时检查抗体和抗原（病毒自身）。这种方法在感染4周后即可出结果。

如果是在定点机构（如性健康诊所）检测，医护人员会在现场采集血样，几分钟内就能出结果。有的诊所可能会要求受检者提供唾液样本。强烈建议进行二次检测，以确认结果。

丙型肝炎感染通常也是无症状的。血液检测可以检测到抗体，但抗体的存在只能表明受检者曾经感染过病毒，不能排除病毒已经被清除的情况。为了确认是否已经被感染（并具有传染性），还需要进行更精确的、针对病毒RNA（遗传物质）的检测。

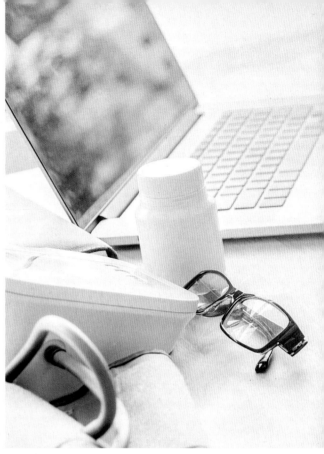

全球每天有100多万人患上性传播感染

咨询

如果受检者怀疑白己可能有性传播感染，医护人员会在检测过程中询问受检者的性生活史。受检者可能会被问及最后一次性行为的时间以及是否使用了安全套等问题。

疾病	病原体	症状
艾滋病病毒	病毒	
乙型肝炎	病毒	
丙型肝炎	病毒	
生殖器疣	病毒	
生殖器疱疹	病毒	所有这些疾病在某些情况下都可能出现临床症状，但也可能完全没有临床症状，特别是在早期阶段
梅毒	细菌	
淋病	细菌	
衣原体	细菌	
非淋菌性尿道炎	细菌	
滴虫病	原生动物寄生虫	
阴虱病	动物寄生虫	可见阴虱（虱卵）

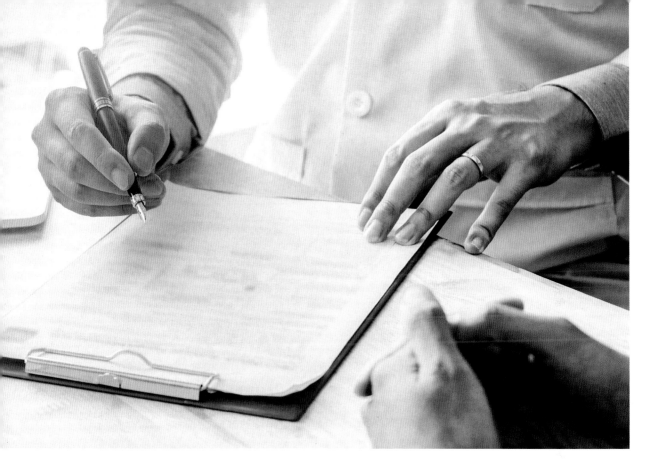

尿检和尿道拭子检测

通过尿检或尿道拭子检测，可检测出细菌感染情况，如衣原体和淋病。采集尿液样本时，应距离上一次排尿2h以上，并取前段尿液保存在无菌容器内。因为在排尿后段的尿液中，重要细菌可能已经被冲刷掉了。

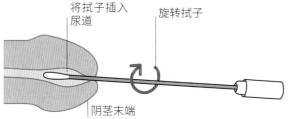

将拭子插入尿道　　　旋转拭子

阴茎末端

尿道拭子试验

医务人员可能会建议受检者进行尿道拭子检测——将拭子直接插入尿道口，收集尿道内的细菌。拭子也可以用来采集肛门、咽部或眼内的样本。

居家进行感染检测

在某些国家，人们可以合法购买到家用试剂盒进行艾滋病病毒检测。大多数人会采集尿液样本，或通过指尖取血采集血液样本来进行检测，也有一些人通过邮寄尿样或血样给体检机构进行检测。

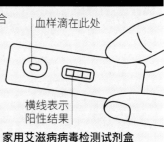

血样滴在此处

横线表示阳性结果

家用艾滋病病毒检测试剂盒

自我预防措施

疫苗接种	与医生商量乙肝疫苗接种的问题	136、137页
安全性行为	进行更安全的性行为	154、155页

睾丸检查

如果发现得早，睾丸癌是可治疗并治愈的。从青春期就开始进行睾丸检查，有助于了解睾丸的正常状态，及时发现睾丸癌的早期症状。睾丸癌的早期症状包括睾丸出现无痛的肿块或有沉重感，或是两侧睾丸存在较大差异。睾丸癌多见于15~49岁的男性。

自我检查

最佳的自我检查时间是洗完热水澡后，因为适宜的温度可使阴囊皮肤松弛，睾丸位置下降，这样更容易感知它们的大小和重量。每月进行一次自我检查，有助于熟悉睾丸的状态。

**只有不到4%的睾丸肿块
会发展成癌症**

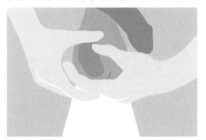

睾丸

轮流检查两侧睾丸。用拇指、示指和中指轻轻转动一侧睾丸，检查有无肿块，大小、质感以及形状有无变化。再检查另一侧睾丸，确认两侧差不多。

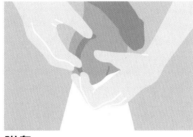

附睾

附睾位于睾丸后方，触感有些湿软，呈条索状。

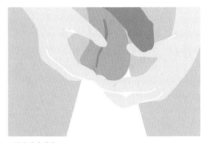

输精管

输精管在睾丸后侧，质硬、光滑、可移动。用拇指和示指沿输精管触摸，感知有无肿块或痛感。

可能发现的问题

如果发现睾丸上有肿块，可能是非癌性病变，不应盲目地自我诊断，必须及时就诊以确认实际病情。这类肿块大多数是良性病变，如附睾囊肿或睾丸周围的静脉肿胀（精索静脉曲张）。医生会展开详细检查，以确认阴囊中是否存在积液；然后根据相应情况建议受检者做进一步的睾丸超声扫描或验血，以判断肿块是否癌变。

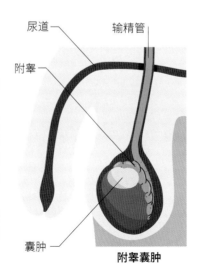

尿道 — 输精管
附睾 —
囊肿 —

附睾囊肿

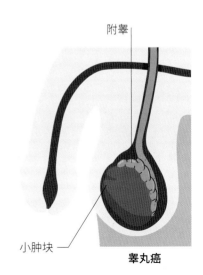

附睾
小肿块 —

睾丸癌

前列腺检查

随着年龄的增长，前列腺会增大，甚至会压迫尿道。这可能不会导致任何症状，也可能会导致排尿困难。前列腺增生通常是良性的，但也可能是前列腺癌所致。

前列腺

前列腺是男性特有的性腺，约一颗李子大小，可以增加精浆中的液体。前列腺肿大可能会引起尿急、尿频、尿不尽症状。前列腺增生可能是良性的，但对有前列腺癌或乳腺癌家族病史的人来说，癌变概率则会增加。

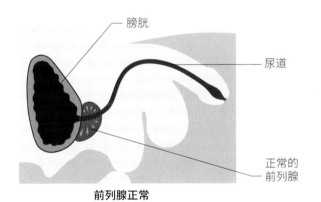

膀胱

尿道

正常的
前列腺

前列腺正常

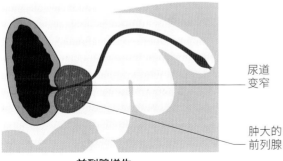

尿道
变窄

肿大的
前列腺

前列腺增生

前列腺增生

尿道从前列腺中央穿过，如果前列腺增生，就会压迫尿道，使其变窄，有时甚至会影响排尿。

直肠指检

检查时需要褪去内裤，取左侧卧位，腿向胸部弯曲。

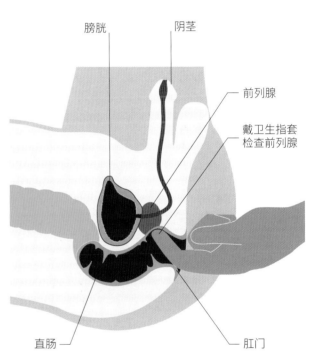

膀胱

阴茎

前列腺

戴卫生指套
检查前列腺

直肠

肛门

前列腺癌的诊断

前列腺癌的诊断需要进行一系列的检查，首先便是直肠指检或前列腺特异抗原（PSA）检查。进行直肠指检时，医生会戴上指套，并在涂抹适当润滑油后将手指插入直肠，以检查前列腺是否肿大或异常。PSA检查的结果不是十分确切。PSA升高可能表明患有前列腺癌，也可能是由非致癌因素（如年龄、前列腺良性增生或尿路感染）引起的。即使PSA水平正常，也不能排除患前列腺癌的可能。因此，当PSA升高时，还需进行前列腺磁共振检查（MRI）或前列腺穿刺活检（取出前列腺组织样本进行分析）。

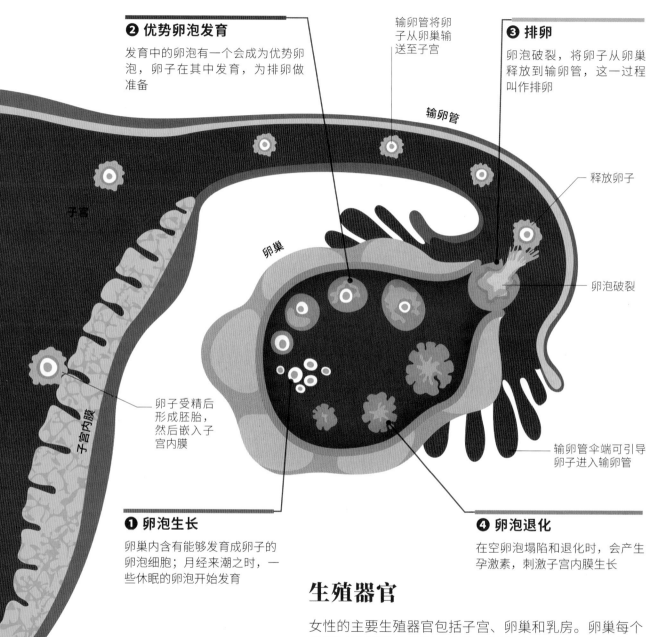

❷ 优势卵泡发育

发育中的卵泡有一个会成为优势卵泡，卵子在其中发育，为排卵做准备

输卵管将卵子从卵巢输送至子宫

❸ 排卵

卵泡破裂，将卵子从卵巢释放到输卵管，这一过程叫作排卵

输卵管

释放卵子

子宫

卵巢

卵泡破裂

子宫内膜

卵子受精后形成胚胎，然后嵌入子宫内膜

输卵管伞端可引导卵子进入输卵管

❶ 卵泡生长

卵巢内含有能够发育成卵子的卵泡细胞；月经来潮之时，一些休眠的卵泡开始发育

❹ 卵泡退化

在空卵泡塌陷和退化时，会产生孕激素，刺激子宫内膜生长

性交时男性的阴茎通过阴道进入女性体内，胎儿出生时也是通过阴道分娩

生殖器官

女性的主要生殖器官包括子宫、卵巢和乳房。卵巢每个月通过排卵释放卵子。在性交过程中，卵子可以与精子结合形成受精卵；若卵子未受精，则会随着月经来潮排出体外。排卵和月经按月经周期循环往复。阴道、外生殖器（外阴）和乳房在性唤起中发挥作用；乳房还可以分泌乳汁，以喂养婴儿。

女性生殖系统

女性生殖系统包括性器官和子宫，其中子宫在妊娠期间可以孕育胎儿。女性生殖系统由激素调控。通过相关医疗检查，人们可以发现身体结构或激素水平方面的问题。

月经周期

女性每个月都会经历1个月经周期。在这一过程中，卵子会释放出来，子宫内膜逐渐增厚以备受精卵着床。这一过程由卵巢分泌的雌激素和孕激素，以及脑垂体分泌的促卵泡激素（FSH）和促黄体生成素（LH）共同调控。月经周期从青春期开始，一直持续到绝经期之前。到了绝经期，卵巢对促卵泡激素不再有反应，雌性激素的分泌也随之减少。

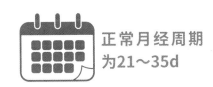

正常月经周期为21～35d

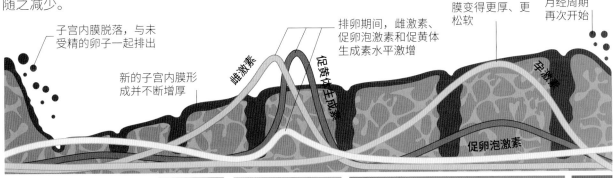

子宫内膜脱落，与未受精的卵子一起排出

新的子宫内膜形成并不断增厚

排卵期间，雌激素、促卵泡激素和促黄体生成素水平激增

孕激素使子宫内膜变得更厚、更松软

月经周期再次开始

雌激素

促黄体生成素

孕激素

促卵泡激素

月经来潮　　子宫内膜生长　　　　激素激增　　　激素进一步增加

月经周期的各个阶段

当未受精的卵子开始排出体外，一个月经周期便开始了。排卵发生在月经中期。若卵子未受精，子宫内膜就会脱落，如此循环往复。

乳房

女性的乳房组织大部分由乳腺小叶组成，这些腺体在妊娠晚期和分娩后会产生乳汁。乳汁会通过乳腺管输送至乳头。

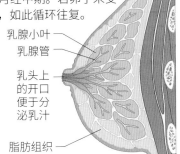

乳腺小叶

乳腺管

乳头上的开口便于分泌乳汁

脂肪组织

女性生殖健康检查

通过尿样检测妊娠激素是最常见的女性体检项目。此外，女性常规检查还包括通过尿样或血样来检测激素紊乱或性传播感染。女性还可以通过宫颈细胞学涂片检查来筛查宫颈癌，或通过乳腺钼靶摄片来筛查乳腺癌。其他用于诊断的检查还包括查找月经量过多或无月经原因的血液检查，以及盆腔超声或阴道、子宫颈、子宫镜检等显像检查。

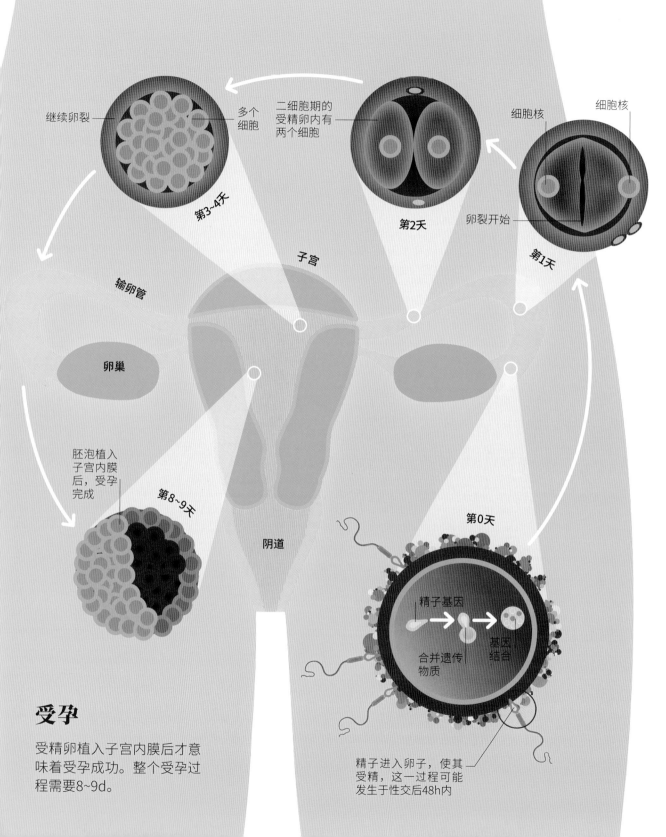

继续卵裂

多个细胞

二细胞期的
受精卵内有
两个细胞

细胞核

细胞核

第3~4天

第2天

卵裂开始

第1天

子宫

输卵管

卵巢

胚泡植入
子宫内膜
后，受孕
完成

第8~9天

阴道

第0天

精子基因

基因
结合

合并遗传
物质

受孕

受精卵植入子宫内膜后才意
味着受孕成功。整个受孕过
程需要8~9d。

精子进入卵子，使其
受精，这一过程可能
发生于性交后48h内

妊娠检查

妊娠检查用于判断女性是否怀孕。该检查通常要用到尿液样本，可在家中或诊疗室进行检查。

检查内容

女性怀孕后，身体会开始分泌人绒毛膜促性腺激素（hCG）。妊娠检查可以通过尿样或血样来检测其中是否含有人绒毛膜促性腺激素，从而判断是否怀孕。

如果是检查尿液，可将试纸浸入尿液样本中，或者用小吸管将尿液滴到试纸上。只要存在人绒毛膜促性腺激素，就会发生一个小的化学反应：此时试纸颜色会发生变化，条带上会显示一条线，或以数字形式显示检查结果。某些新的检查方法甚至可以显示妊娠周数。

如果出现月经推迟，可通过上述方法检查是否怀孕。该检查可在妊娠约两周后检测出阳性结果。此外，还有一些非常灵敏的检查方法可在下一次月经来潮前6d左右使用。

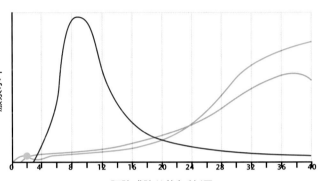

纵轴：激素水平

横轴：胚胎或胎儿的年龄/周

妊娠激素

妊娠早期，人绒毛膜促性腺素会激增。通过对该激素的检查便可判定是否怀孕。

图例
— 人绒毛膜促性腺激素（hCG）
— 雌激素
— 孕激素
● 排卵

检查结果解释

妊娠检查结果呈阳性，通常意味着已经怀孕。不过，在少数情况下，即使没有怀孕，该项检查结果也可能呈阳性，例如在受检者分娩、流产后不久或服用某些药物期间。同样地，成功受孕者也可能出现阴性结果，例如检测时间过早或检查试剂盒不够灵敏。如果受检者觉得自己确实已经怀孕但检查结果却呈阴性，那么最好在1周后进行复检，或要求医生进行更准确的人绒毛膜促性腺激素检查。当妊娠检查结果为阳性时，受检者需要到医院进行产前护理，同时咨询医生是否需要补充叶酸等维生素。如果出现腹痛或出血症状，那么应立即就医，因为这可能意味着会出现紧急情况。

居家进行妊娠检查

药店和超市都可以买到家用验孕棒。女性可使用尿液样本来检查人绒毛膜促进腺激素，但不同版本验孕棒的检查结果可能会有差异，所以一定要按照说明书操作。一般来说，几分钟后就可以看到结果。如果受检者出现经期推迟的现象，可立即使用家用验孕棒进行检查。有些验孕工具十分灵敏，可在下一次月经来潮前6d使用，但准确性不能达到百分之百。如果受检者采集的是早晨的样本，检查结果可能会更准确，特别是在怀孕早期。

显示结果

家用验孕棒

妇科炎症检查

妇科病和性传播感染可通过各种检查进行诊断。检查前，受检者会被问及妇科病史、性生活史以及临床症状，如阴道分泌物异常、瘙痒、腹痛等不适。

检查方法

妇科炎症检查有三种主要的方法：血液检查、尿液检查和阴道拭子检查。阴道拭子检查是其中最常使用的，方法是将拭子（即一根顶端有棉绒头的细塑料棒）在可能出现炎症或分泌物的部位轻轻擦拭。为了观察阴道内部的情况，医生通常会使用一种叫窥器的小型塑料或金属观察仪，将其上端涂抹润滑凝胶后轻轻插入并扩开阴道，拭子取样然后取出。有时候，医生也可能会给受检者一个拭子让其自行取样。取样部位有时也会在外生殖器溃疡处，甚至在肛门处。

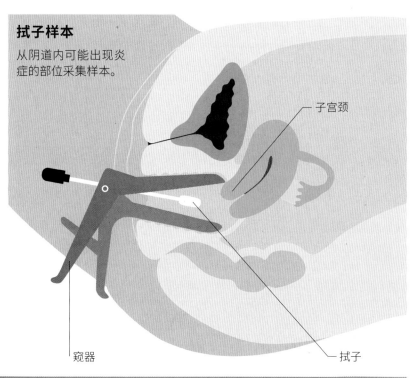

拭子样本
从阴道内可能出现炎症的部位采集样本。

子宫颈

窥器

拭子

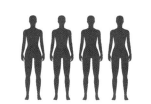

许多炎症患者无临床症状

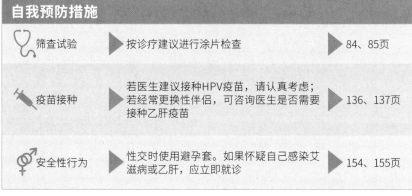

自我预防措施

筛查试验 ▶	按诊疗建议进行涂片检查	▶ 84、85页
疫苗接种 ▶	若医生建议接种HPV疫苗，请认真考虑；若经常更换性伴侣，可咨询医生是否需要接种乙肝疫苗	▶ 136、137页
安全性行为 ▶	性交时使用避孕套。如果怀疑自己感染艾滋病或乙肝，应立即就诊	▶ 154、155页

检查结果解释

血液、尿液或拭子样本通常会被送往实验室进行检查。如果最终结果表明存在炎症，医生会建议进行相关治疗，如使用抗生素药物或乳膏。

居家取样

医院可能会给受检者发一个拭子试剂盒，让受检者自行取样。受检者也可在药店购买家庭自检试剂盒。

第1步	取样前，先用肥皂和清水彻底清洁双手
第2步	打开包装，取出拭子，注意不要碰到拭子头端，用拇指和示指同时握住拭子尾端
第3步	可选择坐位或站位，将拭子头端插入阴道内约2cm处
第4步	旋转拭子15～30s
第5步	采样后，将拭子放入容器中。在寄出样品前，应贴上标签并注明采样日期
第6步	再次用肥皂和清水清洁双手

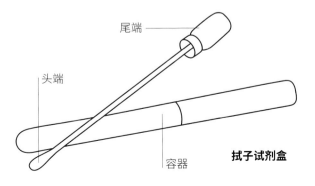

尾端

头端

容器

拭子试剂盒

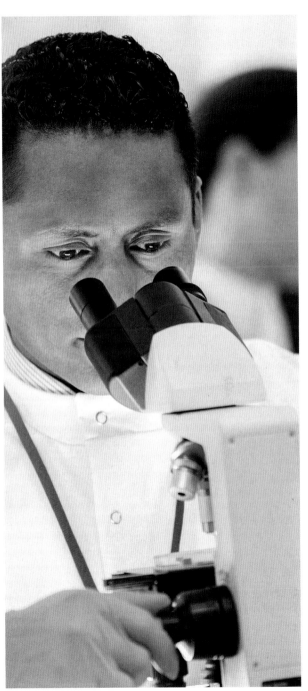

深入观察

对于某些妇科炎症，最好采集尿样或血样进行检查。将样本送到实验室后，便可在显微镜下深入观察是否存在异常。

盆腔检查

盆腔检查是对女性内、外生殖器官的检查。如果存在阴道分泌物异常、月经问题或下腹疼痛等症状，可能需要进行盆腔检查。

检查内容

进行盆腔检查时，可选择是否需要家属陪同。受检者褪去内裤后，平躺在检查床上，膝盖弯曲，双腿微张，双脚踩在脚蹬上。医生会戴上一次性手套进行检查：首先检查外阴，然后将窥器涂抹上润滑凝胶后轻轻插入阴道，打开窥器，医生就可以看到阴道内部及宫颈处。

如有必要，可进行宫颈细胞学涂片检查或拭子取样。最后，医生会用两根手指轻轻触摸阴道内部，另一只手置于腹部，双手配合检查。有时会根据实际情况决定是否需要超声检查。盆腔检查可能会让受检者感到些许不适，但不会太痛苦。

盆腔检查的过程

进行盆腔检查时，医务人员会先用肉眼观察外阴，然后再用窥器检查宫颈，最后双手配合检查子宫和卵巢。

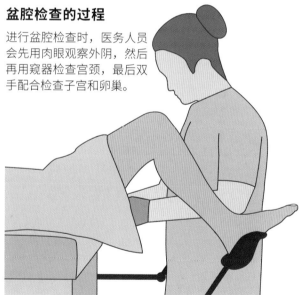

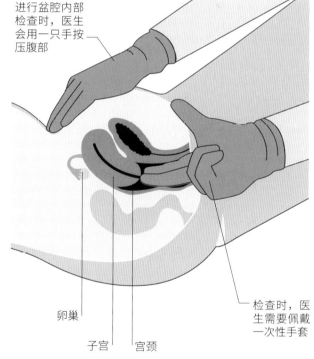

进行盆腔内部检查时，医生会用一只手按压腹部

检查时，医生需要佩戴一次性手套

卵巢

子宫　　宫颈

检查结果解释

盆腔检查可以显示出内、外生殖器是否存在异常，是否有阴道或盆腔炎症；超声检查可显示子宫是否增大、子宫内膜是否增厚或者是否怀孕，还可以检查卵巢是否存在囊肿。如果检查结果存在异常，医生可能会建议受检者做进一步的检查或治疗。

阴道镜检查

阴道镜检查可用于检查宫颈中是否存在异常细胞。检查时使用的阴道镜类似于双筒望远镜。

检查内容

如果宫颈癌筛查结果显示存在异常细胞，或者是宫颈形态异常、出现性交后出血等症状，那么医生会建议做阴道镜检查。检查应避开月经期，检查前两天应避免性交和使用卫生棉条、阴道乳膏、凝胶或药片等。与盆腔检查相似，为了获取宫颈的清晰图像，医生会将窥器插入阴道，然后通过阴道镜观察宫颈。检查时，医生会将一种类似醋的溶液涂抹于宫颈表面，以接触异常细胞区域。在检查过程中，被检者可能会感到些许刺痛。如果检测到异常细胞，医生会对该区域进行活组织取样，然后送实验室进行分析。

检查结果解释

若检查结果显示宫颈无异常，医生会建议定期进行宫颈细胞学涂片检查；若活组织检查显示存在异常细胞，则需要进一步检查或治疗。

阴道镜检查的过程

检查时，取仰卧位，双腿向上弯曲，抬起下半身。检查时长约为20min。

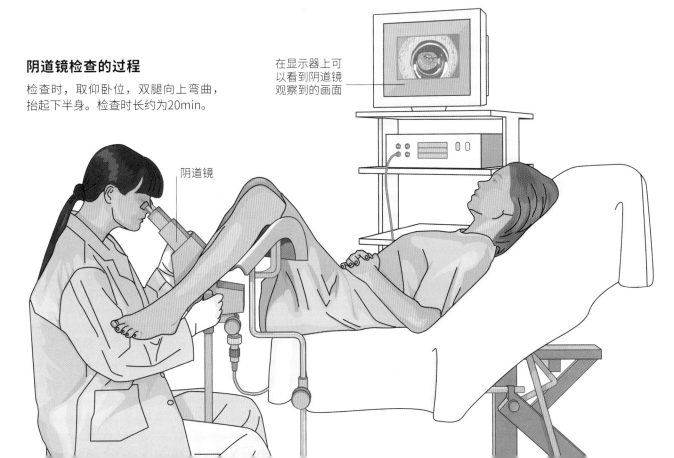

在显示器上可以看到阴道镜观察到的画面

阴道镜

宫颈癌筛查

宫颈细胞学涂片检查是一种筛查宫颈细胞病变的有效方法。医生会对宫颈细胞采样，以确定是否感染病毒（可导致癌症），或对可治疗的癌前细胞展开分析。

检查的重要性

宫颈细胞学涂片检查可帮助人们预防宫颈癌。研究表明，宫颈癌主要是由一种被称作人乳头瘤病毒（HPV）的性传播病毒引起的。因此，有过性生活的女性都应定期进行宫颈细胞学涂片检查。即使接种过HPV疫苗，也应进行宫颈细胞学涂片检查。对于还未有过性生活的女性，可自行决定是否进行检查。

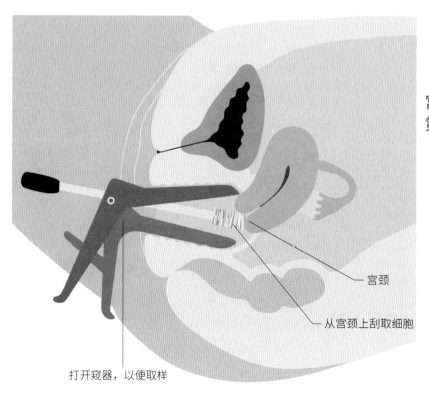

 宫颈癌是全球女性
第四大常见癌症

宫颈

从宫颈上刮取细胞

打开窥器，以便取样

宫颈细胞取样

宫颈细胞学涂片检查也称为宫颈癌筛查，需要从宫颈刮取细胞。取样时，先用窥器将阴道撑开并刮取宫颈细胞，然后检查细胞有无异常。

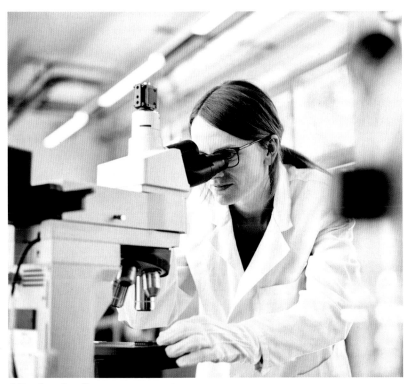

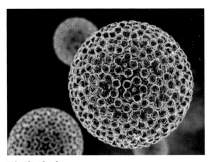

致癌病毒

几乎所有的宫颈癌都是由人乳头瘤病毒引起的。对该病毒的筛查正逐渐成为判断是否有患宫颈癌的初始风险的重要方法。

细胞学检查

如果在宫颈细胞学涂片检查中发现有致癌的HPV病毒株，则须在显微镜下检查单个细胞有无异常，这就是细胞学检查。

检查内容

检查时，最好有人陪同。检查过程中，医生会询问受检者的月经情况和性生活史。与盆腔检查相类似，该检查也是先在窥器上涂抹少量润滑凝胶，再用它打开阴道，以便观察宫颈。用拭子刮取宫颈细胞后，将细胞置于装有特殊液体的小瓶子里，然后送至实验室进行检测。该检查可能会引起不适感，但不会令受检者太痛苦，请尽量保持放松。月经期应避免做这项检查，检查前24h不可性交或使用杀精软膏。

检查结果解释

检查后2～4周，受检者便可收到检查结果。大多数人的结果都显示阴性（正常）。阳性结果可能表明存在HPV感染或细胞学检查出现细胞异常。根据细胞异常的类型，医生会决定是否需要再次进行宫颈细胞学涂片检查或阴道镜检查，以便更仔细地检查宫颈。

检查结果表	
结　果	含　义
阴性（正常）	不需要采取进一步措施，3～5年内复查
细胞不足	样本中细胞数量不足，需要复检
阳性（异常）	样本中发现了致癌的HPV病毒株，须进一步检查是否存在异常细胞，进而决定后续的检查或治疗方案

乳腺癌检查

乳腺癌是最常见的癌症之一，许多国家都会定期提供乳腺钼靶检查。乳腺癌筛查对象通常是50岁以上的女性（若存在某些危险因素，则须提前）。越早发现，患者的存活率越高，因为乳腺癌治疗得越早，治疗效果也会越好。

乳房自检

为尽早发现乳房异常，应定期进行乳房自检，最好是每月自检一次，可在每次月经后进行。

自检内容

首先，站在镜子前，依次观察双手放在身体两侧、双手举过头顶、双手紧贴臀部时的乳房状况。然后平躺下来，双手交叉检查对侧乳房。平躺时，将被检查乳房一侧的手高举过头顶，用另一只手的手指指腹绕圈轻按对侧乳房。检查完一侧乳房后，再按照相同的方法检查另一侧乳房。检查时，不要遗漏腋窝和锁骨，同时还要轻轻挤压乳头，检查是否有分泌物或出血。

日常观察

平时要经常观察皮肤和乳房的形状、轮廓，密切关注乳头的任何变化，检查皮肤有无褶皱、凹陷或红肿，检查有无乳房肿块或腋窝肿胀。如果发现任何新的变化或异常，应立即就医。虽然大多数肿块不会发展成为癌症，但也不能掉以轻心，一定要及时咨询医生。

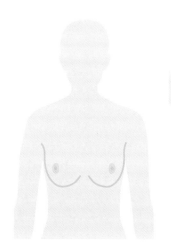

放下双手

面对镜子，双手放在身体两侧，检查两侧乳房的形状、大小是否有变化，是否对称。

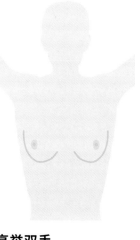

高举双手

双手举过头顶，检查乳房是否有变化，观察皮肤和乳头是否有隆起、肿块或其他变化。

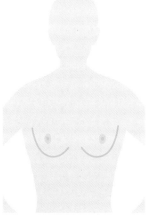

紧贴臀部

双手紧贴臀部，再次观察是否有明显变化，同时检查腋窝和锁骨。

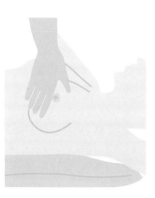

平躺

用手在乳房各个部位（包括乳头和腋窝等处）旋转，绕小圈进行按压，检查乳房组织有无隆起、肿块或其他变化。

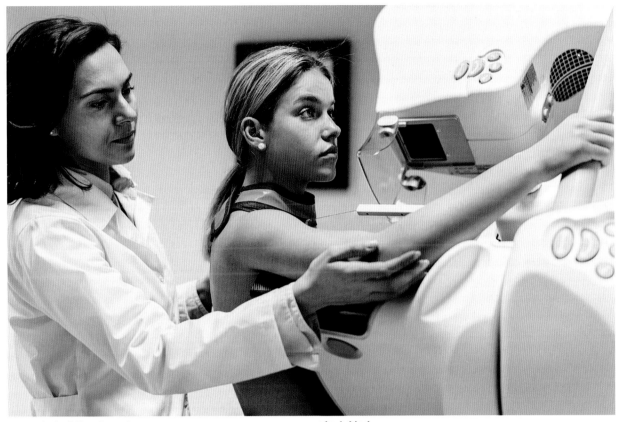

乳腺钼靶检查

乳腺钼靶检查是利用低剂量的X线检查乳房。它能显示乳房组织的变化,有助于早期发现乳腺癌。早发现、早治疗,可以有效提升乳腺癌的治愈率。

检查内容

乳腺钼靶检查大约需要10min,可以发现视诊和触诊无法发现的异常。检查前,受检者需要脱掉上衣(包括文胸),站立在机器旁,按照放射科医生的要求摆放好双手,以确保能拍摄到整个乳房。检查时,受检者在放射科技师的引导下,将乳房放在机器的一块成像板上。然后,第二块成像板会缓缓向下靠近乳房,并轻轻挤压乳房。这种挤压会持续数秒,令受检者感到不适,偶尔还会有疼痛感。两个乳房都要进行乳腺钼靶检查,并分别拍摄正位片和侧位片。

癌症筛查

在放射科技师的协助下,受检者将手放在X线机上,保持正确的位置和姿势,以便进行乳腺钼靶检查。

检查结果解释

大多数情况下,乳腺钼靶检查的结果都会是正常的,受检者只需日后定期进行检查即可。如果检查结果不明确,受检者可能会被要求重新进行检查。如果检查结果有任何异常,受检者都会被要求进行更多的检查。放射科医生会将最近的检查结果与过去的结果进行比较,观察是否有新的变化。如果有变化,受检者可能需要进行乳房检查、第二次乳腺钼靶检查和超声波扫描。为了排除乳腺癌,受检者还需要进行活组织切片检查——用细针从乳房中取出小块样本,在显微镜下观察是否有癌细胞。

皮肤

皮肤是身体与周围环境之间的一道重要屏障，有助于保护深层组织，并在调节体温方面发挥关键作用。

成年人的皮肤面积约为1.5～2m²

皮肤的结构与功能

皮肤由表皮层（较薄的外层）和真皮层（较厚的内层）共同组成。表皮层含有黑色素。黑色素能决定皮肤颜色，且有助于抵挡阳光造成的损伤。真皮层赋予皮肤韧性和弹性，内有皮脂腺（分泌油脂）、汗腺、毛囊和感觉神经末梢。真皮层的下方是皮下脂肪层，可起到保温和存储能量的作用。

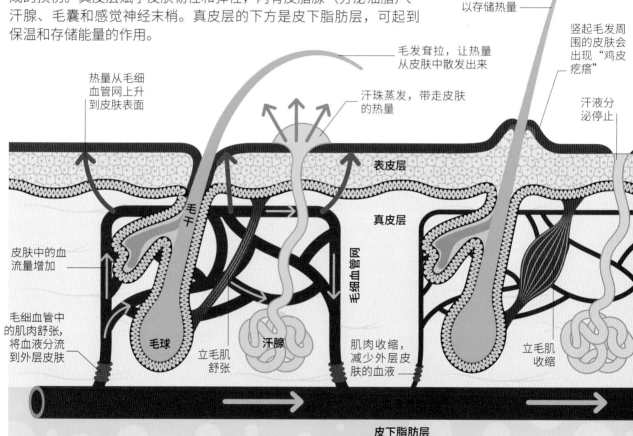

毛发竖起，以存储热量

竖起毛发周围的皮肤会出现"鸡皮疙瘩"

汗液分泌停止

毛发耷拉，让热量从皮肤中散发出来

汗珠蒸发，带走皮肤的热量

表皮层

真皮层

热量从毛细血管网上升到皮肤表面

毛干

毛细血管网

皮肤中的血流量增加

毛细血管中的肌肉舒张，将血液分流到外层皮肤

毛球

立毛肌舒张

汗腺

肌肉收缩，减少外层皮肤的血液

立毛肌收缩

皮下脂肪层

炎热环境下的皮肤

炎热环境下，皮肤中的毛细血管会扩大，从而加速皮肤表面热量的流失。皮肤还会产生汗液，通过汗液蒸发带走热量。

寒冷环境下的皮肤

寒冷环境下，皮肤中的毛细血管会收缩，以便保存机体热量。毛囊底部的微小肌肉收缩，使得毛发直立，以便减少热量损失。

皮肤检查

皮肤能够反映总体健康状况，揭示众多疾病的成因。因此，皮肤检查结果可作为一项重要的健康指标。皮肤的变化可能是由皮肤本身的疾病引起的（如皮肤癌或真菌感染），也可能表明身体其他系统存在疾病。皮肤的状况通常会因肤色深浅而不同。

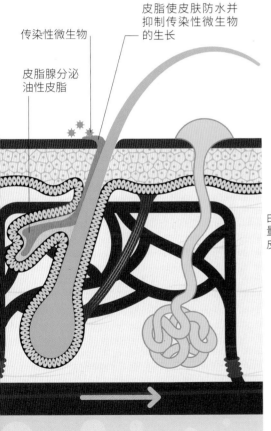

皮脂使皮肤防水并抑制传染性微生物的生长

传染性微生物

皮脂腺分泌油性皮脂

阳光中的强紫外线

大量黑色素使得肤色暗沉

黑色素颗粒

黑色素细胞在紫外线照射下会产生黑色素

深色皮肤

深色皮肤中含有大量黑色素，有助于抵御阳光中可诱发皮肤癌的紫外线。皮肤暴露于紫外线下可产生维生素D。因此，如果深肤色人群接收的光照过少，可能会导致维生素D缺乏。

阳光中的弱紫外线

由于黑色素含量较低，所以皮肤显得较白

黑色素颗粒

黑色素细胞

浅色皮肤

浅色皮肤中只有少量黑色素，但这通常足以抵御赤道以外地区的较弱紫外线。浅肤色人群如果经常暴露在强烈的阳光下，患皮肤癌的风险会增大。

防御屏障

表皮层十分坚韧且能防水，其表面坏死的细胞会不断被下方的新细胞取代。皮脂可以减少皮肤表面水分的流失，防止感染。

皮肤检查

定期检查皮肤有助于尽早发现和治疗皮肤病。多数皮肤病属于轻微病症，但也有些较为严重，尤其是黑色素瘤，应立即进行医学诊断。某些皮肤问题也可能预示着其他需要治疗的潜在疾病。

皮肤视诊

定期检查皮肤有无异常十分重要。检查时，应重点关注新生色素痣的出现，或已有痣的变化，这可能表明受检者患有黑色素瘤皮肤癌。皮肤检查应在光线充足的地方进行，同时借助镜子或请他人协助检查自己双眼不可直接看见区域的皮肤。可通过照片了解色素痣的大小、位置和外观，如有异常，应及时咨询医生，进行更详细的检查。

皮肤癌的症状

如果出现某些症状，可能表明色素痣已经恶化为黑色素瘤，包括形状不对称、边缘不整齐、颜色不均匀、大小超过6mm（毫米）及其他外观上的改变。如果皮肤有隆起、溃烂，以及是否有痤疮增大、色素增多、疼痛、瘙痒、出血或伤口在四周时间内仍无法愈合等异常情况，也可能预示着患有皮肤癌。

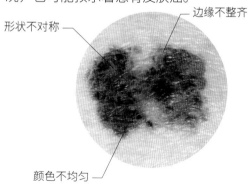

形状不对称　　　　　边缘不整齐

颜色不均匀

黑色素瘤

皮肤镜检查

皮肤镜检查指借助皮肤镜（一种放大仪器）对皮肤进行详细检查。将皮肤镜与数字成像仪连接，可增加图像清晰度，以准确识别皮肤的异常情况。

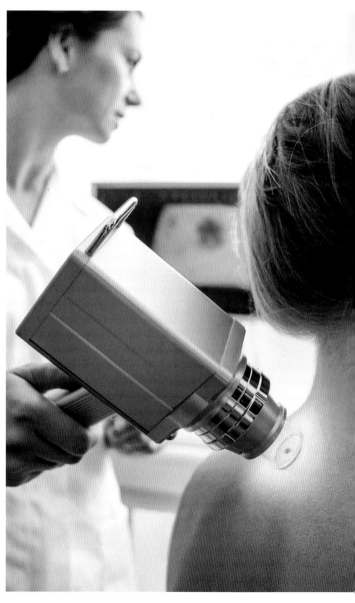

常见的皮肤病

虽然皮肤病很常见，但多数情况下都不严重，通常无须治疗即可痊愈；有些情况下也可自行简单处理，例如使用非处方药治疗轻度真菌感染（如足癣）。右表列举了一些常见皮肤病的典型症状，但仍需由医生来确诊，尤其是当症状持续存在、不断恶化或反复发作时，医生会提供有效的治疗方案。

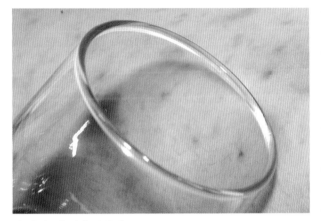

脑膜炎玻璃杯测试

有一种致命性脑膜炎是由可导致皮疹的细菌引起的。这种皮疹起初通常表现为紫红色小斑点，用透明玻璃杯按压皮肤也不会褪色。对于深肤色人群而言，这种皮疹多发于上腭或眼睛周围。

自我预防措施

饮食	▶ 饮食均衡	▶ 138、139页
吸烟	▶ 戒烟	▶ 142、143页
紫外线	▶ 避免过度暴露于阳光及其他来源的紫外线下；建议在户外时使用防晒指数为30的防晒霜	▶ 150、151页

病　症	典　型　症　状
银屑病（牛皮癣）	红斑表面覆盖银白色鳞屑，属于自身免疫性疾病
脂溢性皮炎	头皮和面部出现鳞屑、瘙痒、斑块
足癣	趾间皮肤因真菌感染出现瘙痒、疼痛、皲裂
皮肤癣菌病	出现红斑、水疱、鳞屑和角化增厚，伴有瘙痒
荨麻疹	过敏引起的皮疹，出现瘙痒、肿块或斑块
软纤维瘤	多发于皮肤表面，柔软无弹性
水疱	表皮下充满液体的包块
口唇疱疹	病毒引起口角、唇缘及鼻孔附近出现簇状痛性水疱
晒伤	因皮肤暴露于阳光下而出现疼痛、发红、发热
疣和跖疣	疣是坚硬、粗糙的赘生物，跖疣是生长在足底部的疣
鸡眼和胼胝	手、足因长期受压或摩擦而发生局部扁平角质增生
瘀青	受伤、血液疾病或某些药物导致皮下出血而形成的深色区域
蚊虫叮咬	小而痒的肿块，中央可能有针尖大小的刺吮点
疖和脓肿	细菌感染引起的痛性脓包或肿块
痤疮	细菌感染引起的青春痘、粉刺以及面部皮肤出油
毛囊炎	细菌感染导致毛囊周围形成脓疱
囊肿	囊状的圆形肿块
湿疹	皮肤上干燥、瘙痒的斑块

眼睛的结构与功能

眼睛接收并聚焦光线，处理后生成清晰图像。眼球的内部结构会自动调整，以控制焦距和进入眼睛的光线量，达到最佳视觉效果。

视网膜上有1.2亿~1.5亿个视杆细胞和600万~700万个视锥细胞

眼球结构

眼球前部的结构会将光线聚焦到眼球深处视网膜的视细胞上，这些细胞发出的电信号沿视神经传至大脑，大脑再将信号处理成图像。来自双眼的信号结合后便可产生深度知觉（对物体的凹凸或对不同物体远近的知觉）。眼球周围的肌肉可控制眼珠转动。虹膜可控制进入瞳孔的光线量，从而保证眼睛在明亮或昏暗光线下均可看清物体。

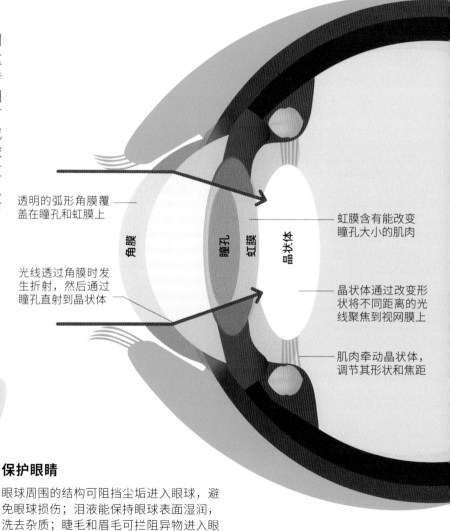

透明的弧形角膜覆盖在瞳孔和虹膜上

光线透过角膜时发生折射，然后通过瞳孔直射到晶状体

角膜

瞳孔

虹膜

晶状体

虹膜含有能改变瞳孔大小的肌肉

晶状体通过改变形状将不同距离的光线聚焦到视网膜上

肌肉牵动晶状体，调节其形状和焦距

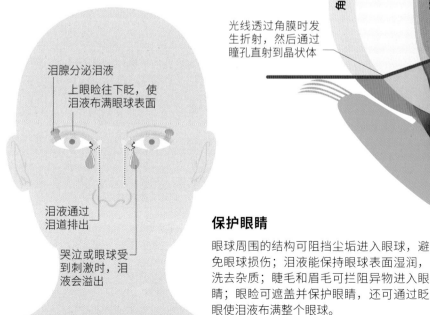

泪腺分泌泪液

上眼睑往下眨，使泪液布满眼球表面

泪液通过泪道排出

哭泣或眼球受到刺激时，泪液会溢出

保护眼睛

眼球周围的结构可阻挡尘垢进入眼球，避免眼球损伤；泪液能保持眼球表面湿润，洗去杂质；睫毛和眉毛可拦阻异物进入眼睛；眼睑可遮盖并保护眼睛，还可通过眨眼使泪液布满整个眼球。

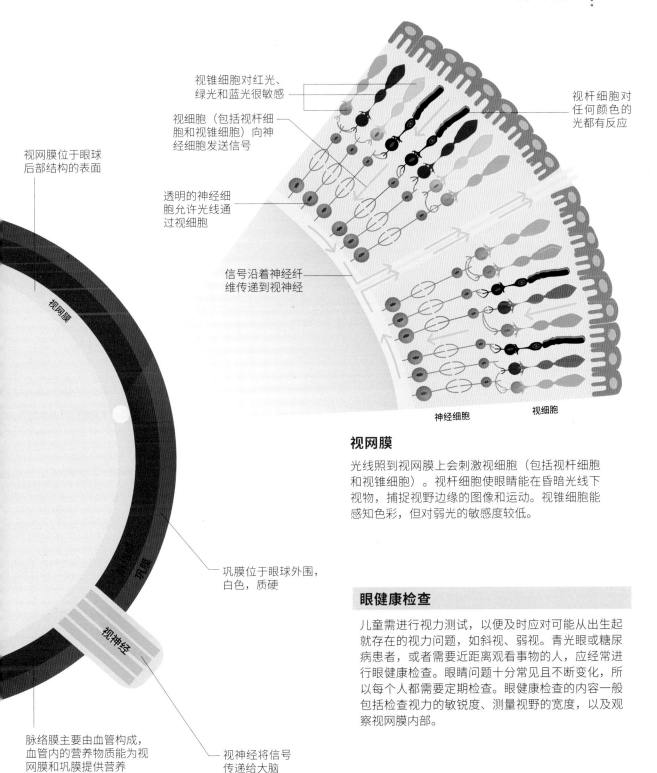

视锥细胞对红光、绿光和蓝光很敏感

视细胞（包括视杆细胞和视锥细胞）向神经细胞发送信号

透明的神经细胞允许光线通过视细胞

信号沿着神经纤维传递到视神经

视杆细胞对任何颜色的光都有反应

神经细胞　　视细胞

视网膜位于眼球后部结构的表面

视网膜

巩膜位于眼球外围，白色，质硬

视神经

脉络膜主要由血管构成，血管内的营养物质能为视网膜和巩膜提供营养

视神经将信号传递给大脑

视网膜

光线照到视网膜上会刺激视细胞（包括视杆细胞和视锥细胞）。视杆细胞使眼睛能在昏暗光线下视物，捕捉视野边缘的图像和运动。视锥细胞能感知色彩，但对弱光的敏感度较低。

眼健康检查

儿童需进行视力测试，以便及时应对可能从出生起就存在的视力问题，如斜视、弱视。青光眼或糖尿病患者，或者需要近距离观看事物的人，应经常进行眼健康检查。眼睛问题十分常见且不断变化，所以每个人都需要定期检查。眼健康检查的内容一般包括检查视力的敏锐度、测量视野的宽度，以及观察视网膜内部。

视力检查

验光师（经过培训的眼科保健专家）主要负责检查受检者是否存在视力障碍，其中最常见的是屈光不正或聚焦异常。这类视力障碍可通过特定的矫正镜片来解决。视力会随着年龄增长而发生变化，应定期检查视力。

潜在的屈光问题

光线经角膜和晶状体折射后，在视网膜上聚焦成像。聚焦的焦点会受到眼球长度和角膜形状的影响（后者会导致散光）。随着年龄的增长，晶状体可能会硬化，这会导致近距离视物时的聚焦能力下降(老花眼)。

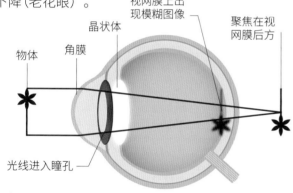

远视

远视指眼球前后距过短，看不清近处（或稍远处）物体，可通过凸透镜矫正。

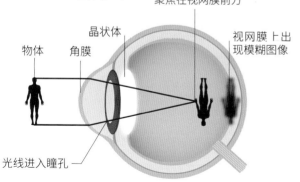

近视

近视指眼球前后距过长，看不清远处物体，可通过凹透镜矫正。

屈光检查

验光师使用综合验光仪或试镜架来检查是否存在屈光不正。综合验光仪可以根据受检者的主观反应或判断来确定屈光状况。使用试镜架时，验光师会不断调整镜片的度数，直到找出最佳配镜处方。屈光检查时，验光师一般是先检查远用视力，再检查近用视力。

斯内伦视力表

该表是由丹麦眼科医生赫尔曼·斯内伦发明的。受检者站在离表较远的地方，读出上面逐渐缩小的字母。左、右眼要分别进行检查。

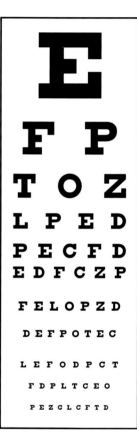

在线视力检查

许多网站提供基本的在线视力检查，检查内容包括视力、对比度和色觉测试，角膜曲率测量（与散光相关），以及视野检查。这些检查可以显示出受检者的视力是否有变化。但是，这些检查无法代替验光师的检查，因为验光师会对眼睛进行更全面的检查。

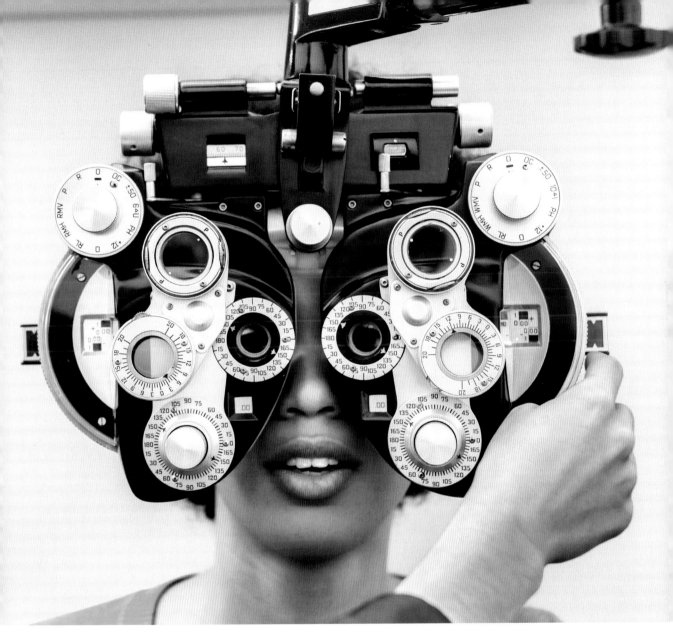

综合验光仪

综合验光仪是一种可以代替试镜架的装置。该装置有很多镜片，检查时会被轮流放置在受检者的眼睛前方。有的综合验光仪是手动控制的，有的则可通过计算机控制。

**佩戴老花镜会使眼部
肌肉萎缩，这种观点
是错误的**

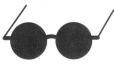

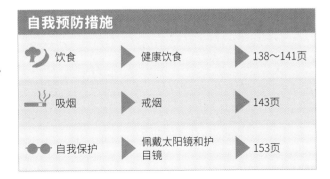

自我预防措施		
🦷 饮食	▶ 健康饮食	▶ 138～141页
🚭 吸烟	▶ 戒烟	▶ 143页
👓 自我保护	▶ 佩戴太阳镜和护目镜	▶ 153页

散光检查

散光指因为角膜或晶状体曲率异常，导致光线进入眼球后不能聚焦于一点，无法形成清晰的图像。

大约有33%的人存在单眼或双眼散光

何时检查

与近视、远视、老花眼相同，散光也会导致视力模糊。角膜曲率与正常值相差越大，光线就越难聚焦。散光检查是视力检查的一项内容，验光师会使用综合验光仪或试镜架，让受检者透过一组镜片分别观察目标图形，此时，受检者需要说出这些图形什么时候最清晰。

光师会把正确的镜片度数写进散光矫正处方中。如果决定佩戴隐形眼镜，那么需要根据散光的程度来选择合适的隐形眼镜类型。验光师可能还需要借助角膜曲率计或眼压计来精确测量角膜形状，以及散光点的数量和位置。

检查结果解释

散光无法治愈。如果只是轻度散光，那么不一定会有症状，也无须治疗；如果散光严重，会导致视物模糊或视觉疲劳，那么需要通过佩戴框架眼镜、隐形眼镜甚至是做激光手术来进行矫正。验

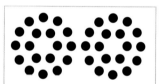 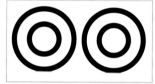

注视视标

验光师会让受检者观察一对圆点散光视标（左图）或同心圆（右图），以判断受检者是否存在散光。

角膜曲率计

受检者将下颌和前额固定在仪器上，轮流用左、右眼注视角膜曲率计前方的圆孔，验光师通过观察角膜曲率计目镜中角膜的反射情况，可以测量出角膜曲率。

色觉测试

有色觉障碍的人很难辨别或区分某种颜色，通常是红色和绿色，也有难以区分蓝色和黄色的，但较为少见。这些人能看到的颜色种类通常比色觉正常的人看到的少。

色觉评估

大多数色觉障碍都具有遗传性，验光师通过询问受检者家族病史时就能确定是否要进行色觉测试。一般来说，男性均需进行色觉测试，而女性则只有在其母亲或男性直系亲属出现色觉障碍，或自身难以识别某些颜色的情况下，才需要进行测试。

最常见的色觉测试是石原色盲检测。该检测是以其发明者——一位日本眼科医生的名字命名的，尤其适用于鉴别红/绿色觉障碍。该测试要用到38块彩色板，其中有1块是对照板。这些彩色板中的大部分都隐藏有彩色数字。受检者需要观察卡片，识别出所看到的数字。另一种广泛使用的测试方法是法恩斯沃思D-15测试，该测试要求受检者按顺序排列15个彩色圆盘。

测试结果

色觉障碍无法治愈。与人们的普遍认知相反，有色觉障碍的人并非所谓的"色盲"——完全无法判断色彩的人是非常罕见的。色觉障碍分为轻度、中度和重度，它可能会影响到职业选择。在某些情况下色觉障碍者可使用有色镜片改善色觉。有些色觉障碍是后天形成的，通常与药物、疾病或毒素有关。后天的色觉障碍通常双眼程度不一，且多伴有蓝/黄色觉障碍。后天的色觉障碍可能会改善，也可能会恶化。

1/12的男性和1/200的女性有色觉障碍

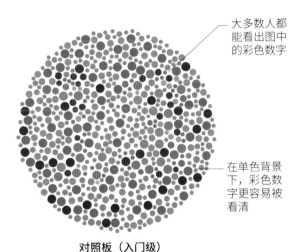

大多数人都能看出图中的彩色数字

在单色背景下，彩色数字更容易被看清

对照板（入门级）

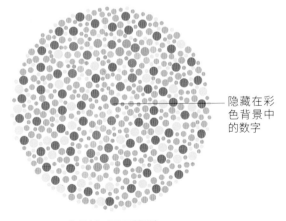

隐藏在彩色背景中的数字

分级板（用于筛选）

石原彩色板示例

对照板可用于明确测试内容，带有彩色圆点的分级板可用于检测色觉障碍的类型和程度。

眼部健康检查

除了检查视力和屈光不正外，验光师还会对眼睛前部和内部结构进行例行检查。如果存在异常，则表明存在某些眼部疾病，包括白内障（晶状体混浊）以及多发于老年群体的黄斑病变。通过眼部健康检查还可能会发现身体其他部位的状况，如糖尿病等。

眼睛前部检查

验光师会先用裂隙灯显微镜检查眼睛前部的整体结构，包括眼睑、睫毛和眼球。该仪器主要有裂隙灯和显微镜两部分。裂隙灯将一小束光线聚焦到眼睛上，以便验光师通过显微镜检查眼睛。裂隙灯发出的光线通常为白光，有时也会使用绿光或蓝光。如果使用绿光或蓝光，那么要在检查前向受检者眼内注入黄色染料。

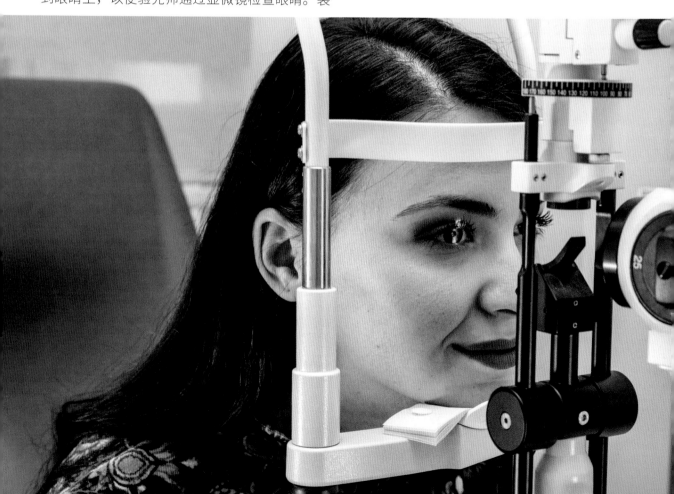

眼底摄影检查

眼球后半部分（眼底）的摄影图片能揭示眼睛的健康状况，是一种监测眼睛外观变化的有效方法。检查过程中，受检者可能需要滴眼液来充分扩大瞳孔，然后坐在镜头前，用框架固定住下颌和前额。

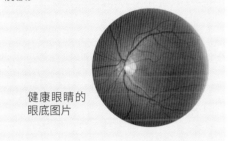

健康眼睛的
眼底图片

眼睛内部检查

验光师使用手持式眼底镜或裂隙灯，将光线直接照射至每只眼睛，检查其内部结构，包括晶状体、视网膜感光区（包括黄斑）、视网膜血管、视神经乳头和填充整个眼球的玻璃体。检查前，受检者可能需要滴眼液来充分扩大瞳孔。虽然这一过程无痛，但受检者要在检查后2h内佩戴太阳镜，另外，由于受检者可能会出现视物模糊，因此在检查后尽量不要开车。

 据估计，全世界有80%的视力损伤是可以避免的

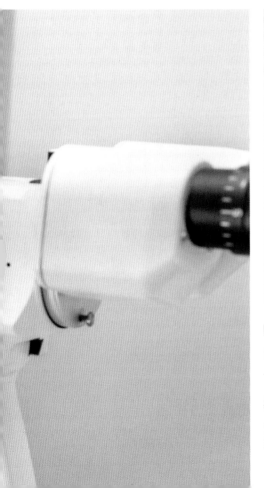

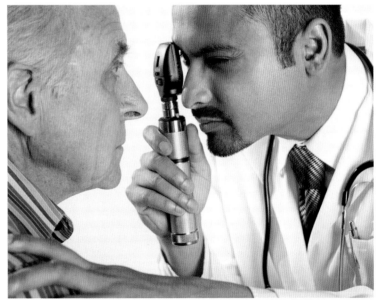

眼底镜检查

当光线照进眼睛后，受检者首先要直视前方，然后眼睛依次向左、右、上、下看，验光师会对眼睛内部进行观察。

裂隙灯显微镜检查

受检者需将下颌置于下颌托上，前额靠于额托。验光师会将光束直接照射到受检者眼睛前方，然后通过显微镜的目镜进行观察。

视野检查

视野检查也称视野测量，用于评估视野范围或周界，确定是否存在盲点。青光眼高危人群应经常进行视野检查。

检查内容

首先进行面对面检查。验光师坐在受检者前方1m处，受检者需要直视他们的眼睛或鼻尖。然后，验光师会在受检者视野边缘挥动手指或物体，要求受检者说出手指或物体是何时进入视野的。要获取更精确的结果，需进行自动视野检查——受检者坐在自动视野计前，一旦看见"闪光点"，立即按下响应按钮，自动视野计将自动记录结果。

检查结果解释

一旦发现视野缺损，就需要明确缺损的大小和位置，同时密切监测病变情况。验光师会建议受检者咨询眼科医生，以明确病因。

周边视野缺损会严重影响驾驶安全

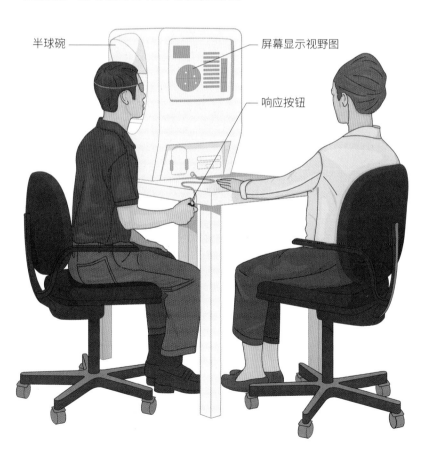

半球碗
屏幕显示视野图
响应按钮

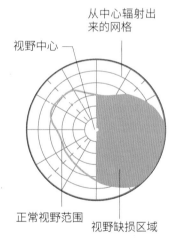

从中心辐射出来的网格
视野中心
正常视野范围
视野缺损区域

视野图

视野计可检查出受检者看不见光线的视野缺损区域，并据此绘制视野图。

自动视野检查

如果受检者平时佩戴眼镜，那么在进行视野检查时，验光师会在被检查的眼睛前面放上镜片，同时遮盖另一只眼睛。受检者需要将注意力集中于半球碗的中心，并在每次看到光点闪烁时按下响应按钮。

眼压测量

验光师通过定期测量眼球内部的压力，可以确定受检者是否有患青光眼的风险。青光眼患者的视神经可能会因眼压的异常升高而受损。

如何测量眼压

人的眼球内充满了一种无色透明的液体，一直在眼球内部流动，越过瞳孔，然后从角膜与虹膜形成的"角"流出。如果这一通道堵塞，眼球内的压力便会上升。眼压可通过台式或手持式的非接触式眼压计测得：将眼压计置于眼球前方1~2cm处，然后向角膜喷出一股非致痛性气流。气流会使受检者眨眼，但此时眼压已测量完毕。

非接触式眼压计

该设备可测量角膜受气流冲击时被压平的速度，据此得出眼压的估计值。

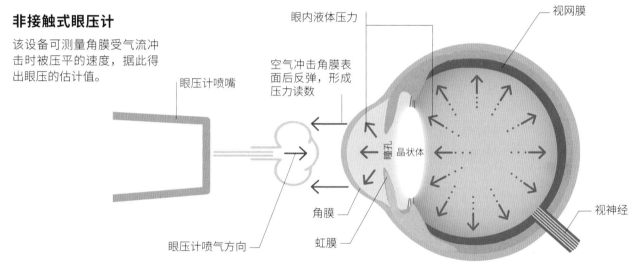

眼内液体压力 | 视网膜

空气冲击角膜表面后反弹，形成压力读数

眼压计喷嘴

瞳孔

晶状体

角膜

虹膜

视神经

眼压计喷气方向

测量结果解释

如果眼压反复升高，或一侧眼压明显高于另一侧，建议受检者使用压平眼压计测量法进行更精确的测量。受检者也可找眼科医生做进一步检查，获取详细情况，以便做出全面诊断。

青光眼可导致周边视力的永久性丧失，甚至完全失明

压平眼压计测量法

这是一种非常精确的测量眼压的方法，又称"接触式眼压测量法"。测量前，医务人员会将麻药和染料滴入受检者眼睛；然后，验光师会将一个很小的眼压计探头轻轻放在角膜前部；测量时，验光师可通过观察角膜的压平情况来精确测出每只眼睛的眼压，整个过程只须几秒。

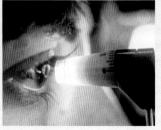

使用中的眼压计

耳的结构与功能

人耳具有产生听觉和平衡觉的功能。其中最重要的
是听觉，它涉及耳部所有结构。平衡觉的功能则是
通过耳最内层的特定结构来实现的，目的是保持身
体平衡。

耳的结构

耳有三个主要部分：外耳、中耳和内耳。在外耳
区，耳廓（可见部分）引导声波沿耳道传导至中
耳区的鼓膜。鼓膜振动并引起中耳区的耳骨
（听小骨）振动，继而传递至内耳区。在内耳
区，振动被转换成电信号，发送至大脑，大脑将
其解译为声音。内耳区还有能够感受机体相对于
地心引力的运动及方向的结构，可以帮助我们维
持身体平衡。

**即使睡着了，耳朵也不会
停止工作**

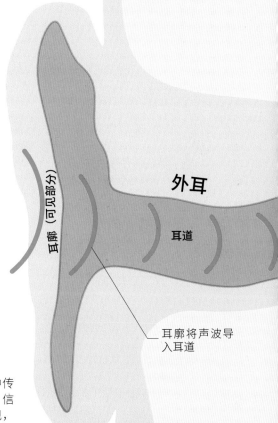

外耳

耳廓（可见部分）

耳道

耳廓将声波导
入耳道

耳部检测

大多数的耳部检测项目都包含听力检
测。针对婴幼儿和儿童的检测可以尽早
发现耳聋；针对成年人的检测，则主要
是与年龄增长相关的听力损失测试，或
是诊断一些暂时性问题（如耵聍积聚或
感染等）。检测内容包括耳道和鼓膜检
查，以及听觉能力评估。进行前庭功能
检查时，医生会移动受检者的头部和身
体，以确定可能引起不适感或站立不稳
的原因。

听觉传导通路

图中，声音信息在耳中传
导的路径以蓝色标识。信
号首先以声波形式出现，
然后以振动形式通过鼓膜
和听小骨传递至一个充满
液体的结构——耳蜗。振
动会在耳蜗处被转化为电
信号，并通过听觉神经传
递至大脑。

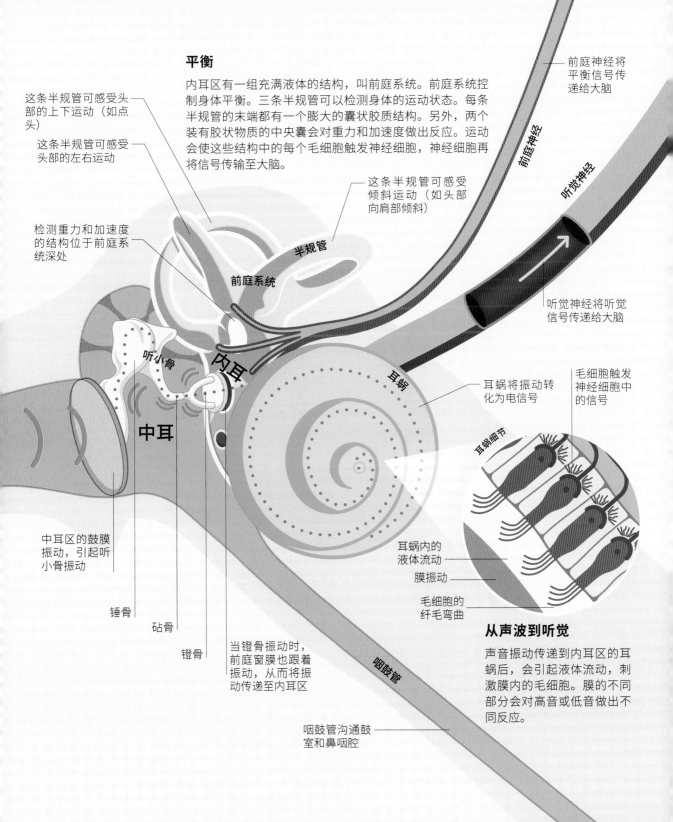

平衡

内耳区有一组充满液体的结构，叫前庭系统。前庭系统控制身体平衡。三条半规管可以检测身体的运动状态。每条半规管的末端都有一个膨大的囊状胶质结构。另外，两个装有胶状物质的中央囊会对重力和加速度做出反应。运动会使这些结构中的每个毛细胞触发神经细胞，神经细胞再将信号传输至大脑。

这条半规管可感受头部的上下运动（如点头）

这条半规管可感受头部的左右运动

检测重力和加速度的结构位于前庭系统深处

这条半规管可感受倾斜运动（如头部向肩部倾斜）

半规管

前庭系统

前庭神经将平衡信号传递给大脑

前庭神经

听觉神经

听觉神经将听觉信号传递给大脑

听小骨

内耳

耳蜗

耳蜗将振动转化为电信号

毛细胞触发神经细胞中的信号

中耳

耳蜗细节

中耳区的鼓膜振动，引起听小骨振动

耳蜗内的液体流动

膜振动

毛细胞的纤毛弯曲

锤骨

砧骨

镫骨

当镫骨振动时，前庭窗膜也跟着振动，从而将振动传递至内耳区

咽鼓管

从声波到听觉

声音振动传递到内耳区的耳蜗后，会引起液体流动，刺激膜内的毛细胞。膜的不同部分会对高音或低音做出不同反应。

咽鼓管沟通鼓室和鼻咽腔

听力检测

有听力损失的人，如不加以干预，其患痴呆症的概率会大增，认知能力会下降，而且还可能会患上抑郁症。因此，听力检测是十分重要的。

纯音听阈测定

纯音指只具有单一频率（即音调）的声音。听阈指在人耳听觉可以感受到的20～20 000Hz（赫兹）频率范围内，能引起人耳听觉的最小声音强度。为排除噪声干扰，纯音听阈测定最好在隔音房内进行。检测时，耳机会播放各种不同音量和频率的纯音，当受检者听到其中一种时，就按一下按钮。通过反复测试，就可以得出受检者的听阈值。下图是根据纯音听阈测定结果绘制的听力图，图中的红色圆圈表示右耳，蓝色叉号表示左耳。该图可以反映出受检者的听力损失程度。一般来说，如果受检者各频率听阈的平均值低于20dB（分贝），那就表示听力正常。图中所标的点位置越低，则表示听力损失程度越严重。

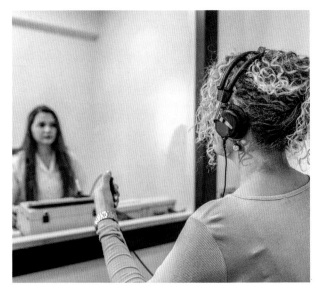

注意事项

为排除周围噪声的干扰，听力检测最好在隔音房里进行。受检者在耳机里每听到一次声音，就按一次按钮。

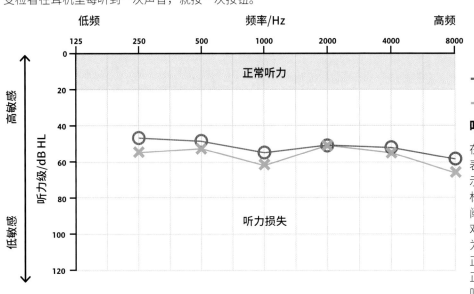

图例
- ⭕ 右耳
- ✖ 左耳

听力图

在左边的听力图中，横坐标表示声音的频率，纵坐标表示听力级（dB HL），横坐标与纵坐标相交的点即是听阈值。所谓"听力级"，是对听力损失的分级。听力级为0～20 dB HL，表示听力正常。左图中的各点均位于正常值以下，属于双耳中度听力损失。

言语测听

纯音听力测定时使用的纯音很少出现在日常生活中。下图列出了人们经常听见的声音的强度和频率，黄色区域表示的是正常人言语频率分布和强度分布的范围。言语测听所提供的信息更符合日常的听觉体验。与纯音听阈测定不同，进行言语测听时，受检者所听到的是语音而非纯音。在考虑选配助听器时，言语测听是一项非常有用的测试，因为它可以测试出受检者的听力和理解能力，符合助听器的设计初衷。

100dB的噪声会在15min内损害听力

言语香蕉图

下图中的黄色区域因为形似香蕉，所以被称为言语香蕉图。该图的横坐标表示频率，纵坐标表示声音强度。从图中可以看出，对于极低频和极高频的语音，正常人可以听到，而听力受损者却无法听到，哪怕只是轻度听力受损。

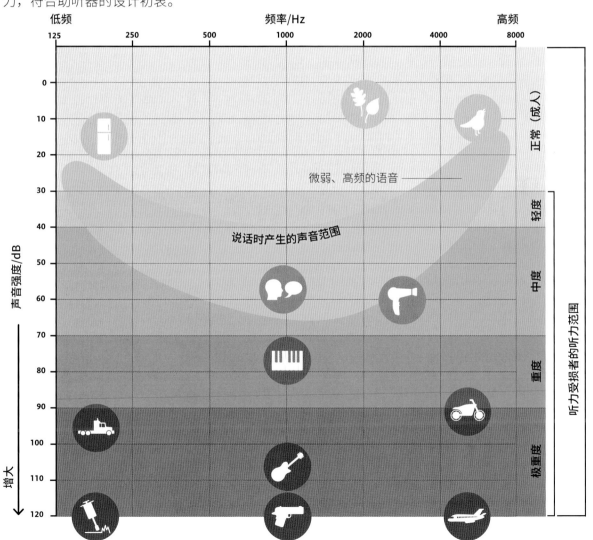

声导抗测试

声导抗测试用于检测中耳的状况和鼓膜的活动性，有助于诊断导致听力损失的疾病，尤其是儿童期听力障碍。该测试可以检测鼓膜对压力变化的反应。

测试方法

声导抗测试可检测声音由中耳传至内耳的效率。当声音传至鼓膜时，其中一部分通过中耳传到内耳（声导纳），其余部分则从鼓膜反射回来（声抗阻）。功能正常的鼓膜具有良好的弹性，反射回来的声音极少，这意味着中耳的声导纳（也称顺应性）很高。测试时，耳科专家会先用耳镜观察耳朵，检查耳道是否阻塞，然后将探头放入耳道。设备发出的声音可能会引起轻微不适。探头通过改变耳内压力，使鼓膜来回移动，产生类似飞机起飞和降落时的气压效果。这一测试通常会持续几分钟。

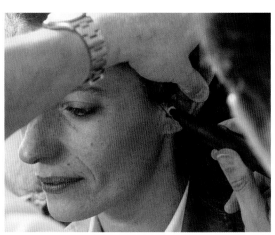

鼓室压力计探头

鼓室压力计的探头由柔软的橡胶制成，可对耳道壁产生压力，使耳道形成一个密闭腔。

测试结果解释

声导抗测试的结果图称为鼓室图，耳科专家可据此判断中耳功能是否正常。若检查结果正常，说明中耳内没有积液，鼓膜活动正常，中耳内压力正常，听小骨的活动也正常，可传导声音至内耳。

对于异常的声导抗测试结果而言，最常见的原因是中耳积液，其次是鼓膜穿孔、耵聍堵塞鼓膜、鼓膜活动性下降及其他与听小骨相关的问题，或是连接鼻咽部与中耳的咽鼓管出了问题。若测试结果异常，可能需要前往耳鼻喉科进行确诊。

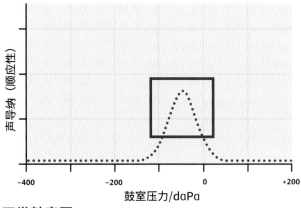

正常鼓室图

鼓室图的纵坐标表示声导纳；横坐标表示鼓室压力，单位为daPa（十帕）。上图中，声导纳峰值位于方框内，表明中耳功能正常。

耳道内部

鼓室压力计的探头包含3个部件：传递声音的扬声器、改变耳道内压力的气泵、测量从鼓膜反射的声音的麦克风。根据反射的声音多少可以测量出传入内耳的声音多少，进而将该测量值换算为声导纳。

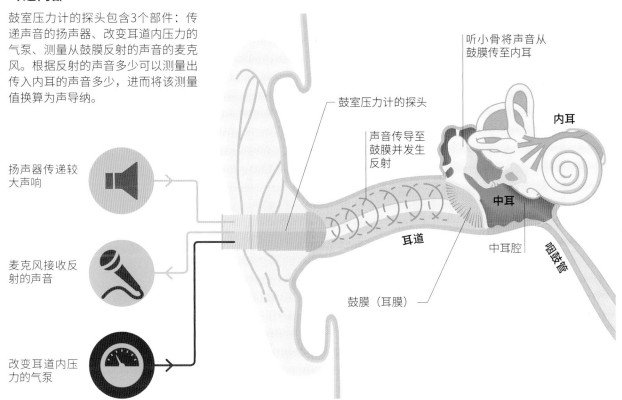

听小骨将声音从鼓膜传至内耳

鼓室压力计的探头

声音传导至鼓膜并发生反射

内耳

中耳

扬声器传递较大声响

麦克风接收反射的声音

改变耳道内压力的气泵

耳道

中耳腔

咽鼓管

鼓膜（耳膜）

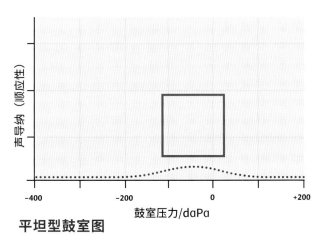

平坦型鼓室图

平坦型鼓室图平缓无峰、幅度较小，多见于耳内有积液或鼓膜穿孔。声导抗测试还可以测量耳道容积，若这一数值很高，而鼓室图十分平坦，那么很可能是患有鼓膜穿孔。

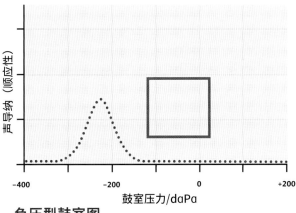

负压型鼓室图

如果压力降低时声导纳峰值仍在正常范围内，那么受检者很可能有中耳充血或咽鼓管功能紊乱（因为咽鼓管负责平衡耳内压力和排出中耳积液）的症状。

口腔和牙齿

消化从口腔开始。牙齿通过咬合和咀嚼把食物切碎，而唾液则以化学方式促进食物分解。正确的口腔护理有助于预防龋齿和牙齿脱落。

口腔结构

咬下食物时，面部肌肉将带动下颌，使牙齿可以咬合和咀嚼，以切碎食物；舌头则通过不停搅动食物使食物与唾液充分混合。唾液由颊部和舌下的三对腺体分泌，唾液中含有一种酶，可对某些食物进行初步分解。以上一系列动作使食物变成团状食糜，以便于吞咽。

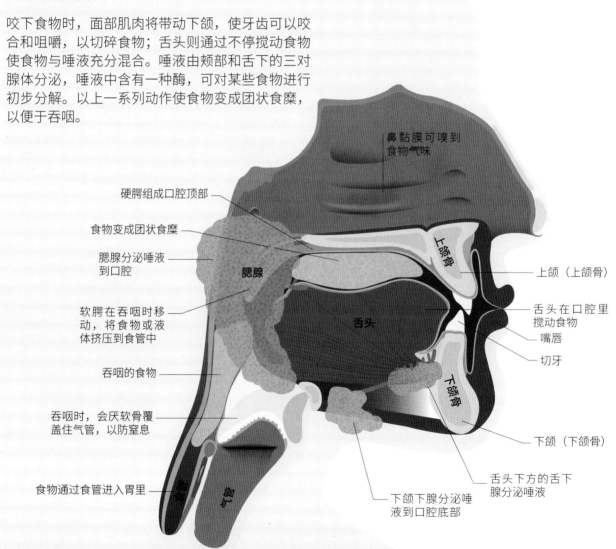

鼻黏膜可嗅到食物气味

硬腭组成口腔顶部

食物变成团状食糜

腮腺分泌唾液到口腔

腮腺

软腭在吞咽时移动，将食物或液体挤压到食管中

吞咽的食物

吞咽时，会厌软骨覆盖住气管，以防窒息

食物通过食管进入胃里

上颌骨

舌头

下颌骨

上颌（上颌骨）

舌头在口腔里搅动食物

嘴唇

切牙

下颌（下颌骨）

舌头下方的舌下腺分泌唾液

下颌下腺分泌唾液到口腔底部

食管

气管

牙釉质

牙釉质是人体骨骼中最坚硬的物质，覆盖在牙齿表面。但它极易在酸中溶解，进而使牙齿的底层结构暴露在细菌之下，并受到感染。酸来源于果汁、碳酸饮料或是细菌菌斑（将糖分分解成乳酸）。如果整层牙釉质被完全溶解，下层相对较软的牙本质就会受到腐蚀。受损的牙釉质碎裂后便可能形成龋齿。

咬痕和指纹一样，都是独一无二的

口腔健康检查

每天刷牙可以预防牙菌斑的形成，进而预防龋齿、牙龈疾病、牙根感染等。此外，应每隔1~2年检查一次牙齿。牙医会检查牙齿和牙龈，清除硬化的牙菌斑，会提供清洁牙齿的清洁剂和磨光剂，或通过拍摄X线片来评估龋齿或阻生牙等问题。牙医还会提供饮食和口腔健康方面的建议。如果受检者十分紧张，可在预约前告知医务人员，他们会对受检者进行特别关照，让受检者放松。

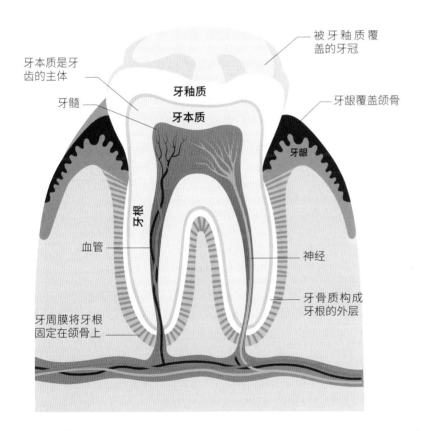

被牙釉质覆盖的牙冠

牙本质是牙齿的主体

牙髓

牙釉质

牙本质

牙龈覆盖颌骨

牙龈

牙根

血管

神经

牙骨质构成牙根的外层

牙周膜将牙根固定在颌骨上

牙齿结构

牙齿通过长长的牙根固定在颌骨上。牙冠（牙齿的可见部分）外覆盖着一层坚硬的牙釉质；牙釉质之下是坚固的牙本质；牙齿中间是相对柔软的牙髓；牙龈附着在牙根周围，形成密闭环境，阻挡细菌侵入。

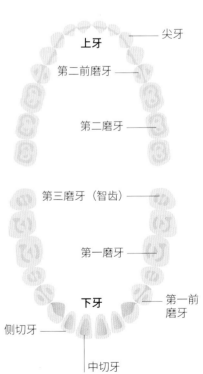

上牙

尖牙

第二前磨牙

第二磨牙

第三磨牙（智齿）

第一磨牙

第一前磨牙

下牙

侧切牙

中切牙

咬合和咀嚼

牙齿可分为切牙、尖牙、前磨牙和磨牙四类，每一类都有特定的功能。口腔前部的切牙可将食物切块，尖牙负责撕碎食物；口腔后部和脸颊内侧的前磨牙和磨牙可将食物碾磨成糊状。

口腔检查

定期进行口腔检查是健康监测的重要组成部分。龋齿和牙龈疾病都是可以预防的。口腔检查不仅有助于保持牙齿和牙龈健康，还可以及早发现龋齿的迹象。

检查内容

检查前，牙医会询问受检者的健康状况和生活习惯，例如饮食是否健康，是否吸烟，是否喜欢紧咬牙等，还会询问是否正在服用药物以及是否有牙龈疾病等。

牙医会先检查颌部和颈部，对颌骨与颅骨连接处的关节进行视诊、听诊、触诊，检查是否存在脱位的迹象，是否存在预示颌骨问题的声响。随后，牙医会对牙齿进行计数，逐一检查每颗牙齿，并记录牙齿状况，如补牙或牙冠修复痕迹、龋齿迹象以及牙菌斑和牙石堆积的程度。此外，牙医还会评估牙龈、舌头和口腔软组织的健康状况。

口腔X线片可以通过在口腔里放置胶片并处理胶片或数字显像而得到。也可用一种在头部周围移动的较大设备拍摄，以得到X线片。后者可同时检查上、下颌，不仅可拍摄牙齿，还能看到鼻窦和神经管。有些牙医会建议受检者每隔几年拍摄一次X线片。

检查结果解释

根据检查结果，牙医会研究合适的治疗方案，或是提出复诊时间。牙菌斑会引起牙垢堆积，导致龋齿和牙龈疾病。通过洗牙可以去除牙菌斑和牙垢。如果存在龋齿的迹象，则需要进一步治疗。如果存在严重的牙龈疾病或其他口腔异常，则应转诊专科医生。

检查过程

检查时，受检者须佩戴护目镜保护眼睛，铺上一次性垫巾保护衣物。牙医在检查牙齿和牙龈时，会让护士清除掉里面积聚的水分。

口腔X线片

X线片可协助诊断局部龋齿、骨质破坏、感染或肉眼不可见的阻生牙。

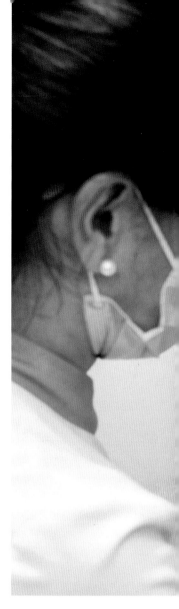

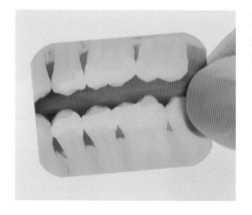

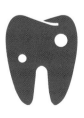

龋齿是仅次于普通感冒的最常见疾病之一

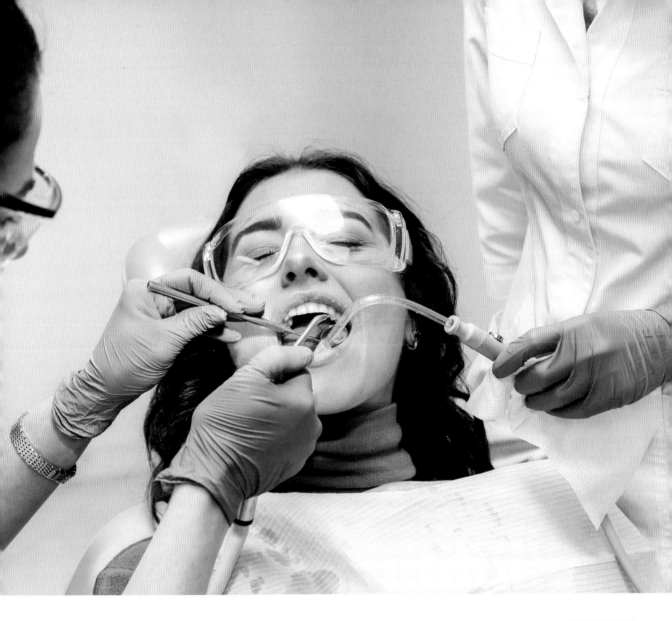

口腔健康自我监控

如果发现有下列情况，一定要定期进行口腔检查，必要时前往医院就诊。

- 牙痛，对冷热食物或饮料的敏感性增加。
- 面部肿胀。
- 牙龈出血。
- 长期困扰口腔的溃疡或无法解释的异常红斑与白斑。

自我预防措施

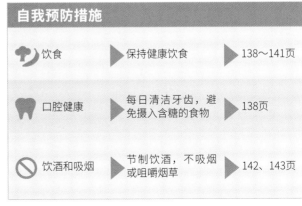

饮食 ▶	保持健康饮食 ▶	138～141页
口腔健康 ▶	每日清洁牙齿，避免摄入含糖的食物 ▶	138页
饮酒和吸烟 ▶	节制饮酒，不吸烟或咀嚼烟草 ▶	142、143页

骨骼系统

骨骼系统是支撑身体的框架，可以保护身体器官和其他结构，并使身体能够活动。骨骼系统由骨骼和结缔组织构成。一般来说，人体内有206块骨头，这些骨头通过关节连接在一起。

骨骼与关节

骨骼是可以活动的组织，质量较轻，但十分坚固。许多骨骼末端都有被称为软骨的结缔组织，可以减少运动时产生的摩擦或连接某些骨骼（如肋骨和胸骨）。骨头与骨头之间通过关节相连。除了颅骨和骨盆中的关节是融合在一起、不可活动外，其他大多数关节都能活动，这些关节中的骨骼通过坚韧的纤维结缔组织——韧带——连接在一起。

初生婴儿的骨头多达305块，其中一部分会随年龄增长而融合在一起

脊柱结构

脊柱由33块椎骨组成。它们支撑着头部、颈部、胸腔和腰部，并组成骨盆的一部分。颈部和背部的椎骨可以弯曲和扭动。韧带将椎骨固定在一起，而相邻椎骨之间的椎间盘富有韧性和弹性，可以在运动过程中起到减振作用。

关节内部

在可活动的关节中，骨头与骨头之间由韧带连接。骨骼末端覆盖有一层坚硬的软骨，所以能顺滑地移动。骨骼被包裹在关节囊中，关节囊中的滑膜能够分泌滑液，起到润滑作用。

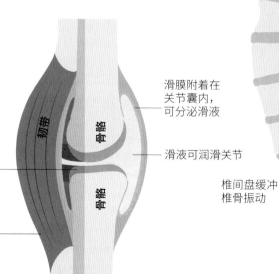

软骨覆盖骨骼末端

韧带

骨骼

骨骼

韧带是将骨骼固定在一起的结缔组织

滑膜附着在关节囊内，可分泌滑液

滑液可润滑关节

7块颈椎支撑颈部

12块胸椎支撑胸腔

5块腰椎支撑腰部

椎间盘缓冲椎骨振动

骶骨（由5块骶椎融合而成）

尾骨（由4块尾椎融合而成）

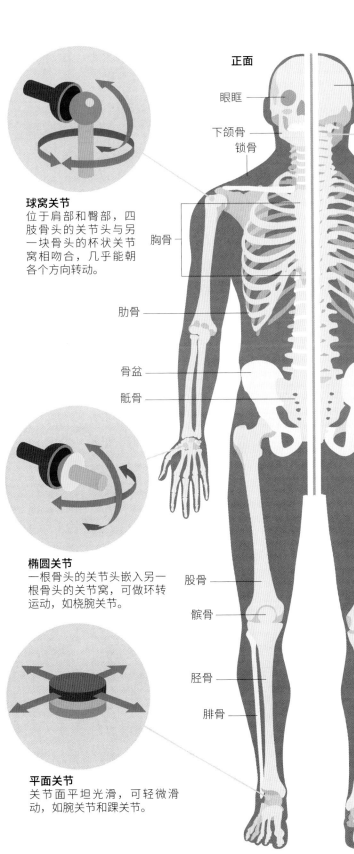

正面　　　背面

眼眶
颅骨
下颌骨
锁骨
肩胛骨
肱骨
胸骨
尺骨
桡骨
肋骨
骨盆
骶骨
股骨
髌骨
胫骨
腓骨

球窝关节
位于肩部和臀部，四肢骨头的关节头与另一块骨头的杯状关节窝相吻合，几乎能朝各个方向转动。

椭圆关节
一根骨头的关节头嵌入另一根骨头的关节窝，可做环转运动，如桡腕关节。

平面关节
关节面平坦光滑，可轻微滑动，如腕关节和踝关节。

车轴关节
一根骨头嵌入另一块环状的骨头，使关节可以转动，如颈部关节。

鞍状关节
常见于拇指与手指骨的交接处，两块骨头的U形表面彼此呈直角嵌合，其中一块骨头可沿另一块骨头双向移动。

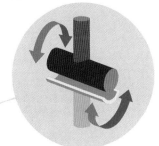

铰链关节
位于肘部和膝盖等处，一块骨头的圆柱形末端和另一块骨头的凹槽只能朝一个方向运动。

骨骼
骨骼主要有两大功能：颅骨、脊柱和肋骨负责保护器官；手臂和腿部骨骼、肩胛骨、锁骨和骨盆与肌肉共同作用，使身体能够活动，这些骨头之间的关节可以使身体做出弯曲和其他动作。

肌肉系统

肌肉的伸展和收缩可以牵动人体的骨骼并使整个机体运动。保持骨骼、肌肉和结缔组织的健康，能够确保机体行动自如，降低身体损伤的风险。

下颌的咬肌是人体中最强劲的肌肉

肌肉和骨骼检查

平时身体素质较好的人群不太需要检查。但随着年龄的增长，人的骨密度和肌肉量会逐渐减少，以致体力下降，并有可能出现关节炎和骨折。进行肌肉和骨骼检查时，医生会询问受检者的日常活动是否有异常，要求受检者走几步或者检查其握力。如果受检者身体僵硬或者感到疼痛，则需要拍摄X线片或进行骨骼扫描，或是通过验血来检测钙质（骨质分解过多会导致血液中钙质变化）或因肌肉损伤产生的化学物质。

肌肉和运动

肌肉只能拉动而不能推动骨骼，所以肌肉都是通过成对工作来使关节弯曲或伸展的。当其中一块肌肉收缩时，另一块肌肉则处于放松状态。每一块肌肉都会跨过关节，肌肉的一端附着在离关节最远的一块骨骼上，另一端附着在关节正上方的另一块骨骼上。例如，上臂的肌肉从肩部一直延伸到肘部，附着到前臂的骨骼上。

肌肉附着

肌肉通过叫作"肌腱"的坚韧结缔组织附着在骨骼上。肌腱的末端嵌入骨骼外层。大多数肌腱没有收缩能力，只能借助肌肉收缩的力量牵动骨骼。

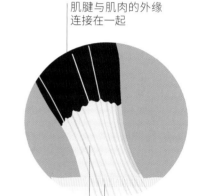

肌腱与肌肉的外缘连接在一起

肌腱由片状或索状的坚韧胶原纤维构成

肌腱末端嵌入骨骼外层

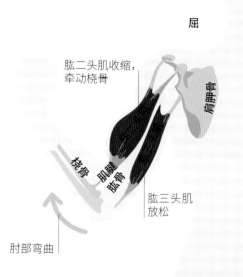

屈

肱二头肌收缩，牵动桡骨

肩胛骨

桡骨 肌腱 肱骨

肱三头肌放松

肘部弯曲

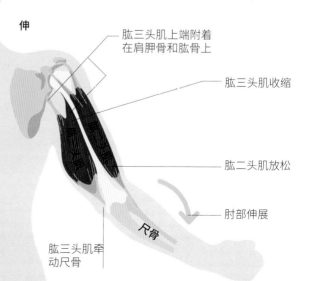

伸

肱三头肌上端附着在肩胛骨和肱骨上

肱三头肌收缩

肱二头肌放松

肘部伸展

尺骨

肱三头肌牵动尺骨

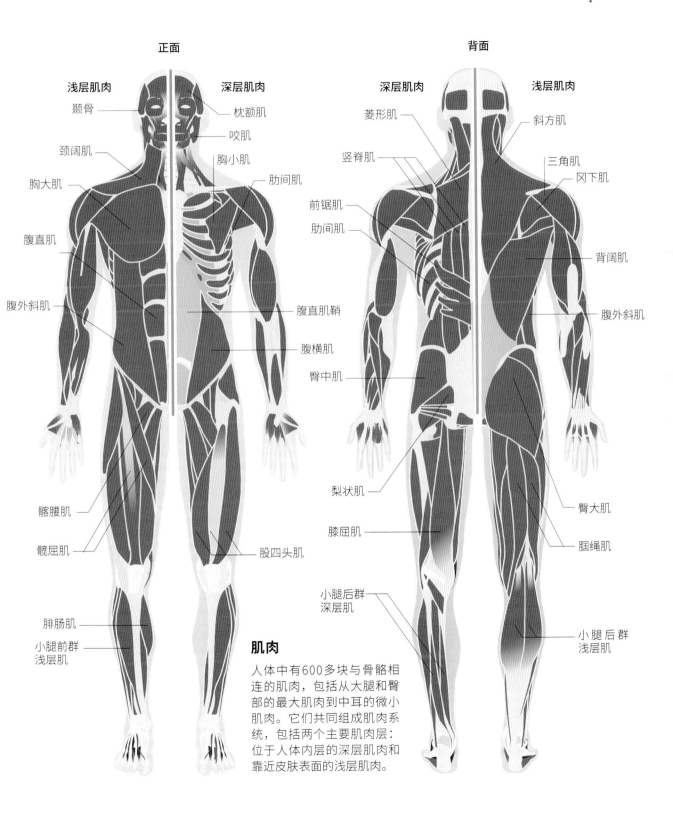

正面

浅层肌肉　　　　　　　　深层肌肉

颞骨　　　　　　　　　　枕额肌

　　　　　　　　　　　　咬肌

颈阔肌　　　　　　　　　胸小肌

胸大肌　　　　　　　　　肋间肌

腹直肌

　　　　　　　　　　　　腹直肌鞘

腹外斜肌

　　　　　　　　　　　　腹横肌

髂腰肌

髋屈肌　　　　　　　　　股四头肌

腓肠肌

小腿前群
浅层肌

背面

深层肌肉　　　　　　　　浅层肌肉

菱形肌　　　　　　　　　斜方肌

竖脊肌　　　　　　　　　三角肌
　　　　　　　　　　　　冈下肌

前锯肌

肋间肌

　　　　　　　　　　　　背阔肌

　　　　　　　　　　　　腹外斜肌

臀中肌

梨状肌　　　　　　　　　臀大肌

膝屈肌　　　　　　　　　腘绳肌

小腿后群
深层肌

　　　　　　　　　　　　小腿后群
　　　　　　　　　　　　浅层肌

肌肉

人体中有600多块与骨骼相
连的肌肉，包括从大腿和臀
部的最大肌肉到中耳的微小
肌肉。它们共同组成肌肉系
统，包括两个主要肌肉层：
位于人体内层的深层肌肉和
靠近皮肤表面的浅层肌肉。

柔韧性、体姿和步态

对柔韧性、体姿和步态的评估结果可以有效反映现有身体状况，确定有无患关节炎的风险，监测体育锻炼或康复训练的效果。

柔韧性测试

柔韧性指关节在整个关节活动范围内运动的能力。它取决于关节本身的结构，以及肌肉、肌腱和韧带在关节周围的伸展性。以下几种方法可以评估身体以及特定关节的柔韧性：一是坐位体前屈测试（见下图），通常用于评估躯干、骨盆和腘绳肌的柔韧性；二是用于评估肩膀柔韧性的抓背测试；三是股神经牵拉试验（又称跟臀试验）。短暂的热身运动有助于改善柔韧性评估的结果和可靠性。将最终的评估结果与对应年龄和性别的正常水平进行比较，可以划分出优异、良好、中等和较差四个级别。

关节过度活动

肌腱弹性过大意味着柔韧性可能过大，这会导致关节无力和不稳定，或是关节过度活动。Beighton评分就是一项针对上述问题进行筛查的技术。该评分共设定了5个问题，根据受检者回答"是"的个数统计分数（每个问题都涉及身体两侧的部位）。下图显示的是其中的2个问题。

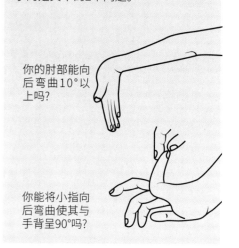

你的肘部能向后弯曲10°以上吗？

你能将小指向后弯曲使其与手背呈90°吗？

坐位体前屈测试

测试时需伸直双腿，双脚紧紧靠在测试仪的支座部位。测试仪会记录手部所能到达的距离，并监测后续是否有所改善。

测试下背部的柔韧性

测试仪的零刻度线可以根据每个人的身体条件进行调整

测试腘绳肌的柔韧性

脱鞋后将脚平放在支座上

体姿评估

体姿指站立或坐下时身体的姿态。为了保持良好的体姿，肌肉要能保持骨骼平衡，使脊柱挺直，同时感到放松。体姿异常可能由疾病、损伤或习惯性行为造成，这会导致肌肉失衡和慢性关节炎。评估体姿时，受检者需要取站立位（或者取坐位，但不太常见），评估员会从正面、侧面和背面进行检查。轻微的体姿懒散等问题是很常见的，也很容易纠正。严重的体姿异常则需要接受医生或理疗师的进一步检查或治疗。

步态评估

人的步态或走路方式受肌肉力量、平衡性和柔韧性的影响。步态从童年到老年不断变化，还会受到疾病和损伤的影响。对站立阶段和摆动阶段的步态都可以进行详细分析。传统的步态评估只涉及在平坦的地面或跑步机上的步态。评估员会观察每个阶段的各方面情况，检查受检者鞋子的磨损分布。步态实验室可以使用光学跟踪测量系统、测重压力板和肌电图对步态进行更深入的分析。可穿戴技术也可用于测量步态参数。

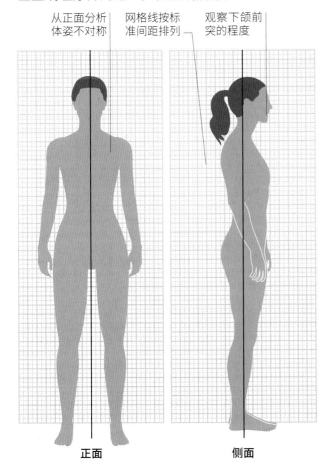

体姿分析

体姿分析网格图可以帮助识别脊柱的异常弯曲（如脊柱后凸、脊柱侧弯或脊柱前凸）。铅垂线可以与网格图结合使用。

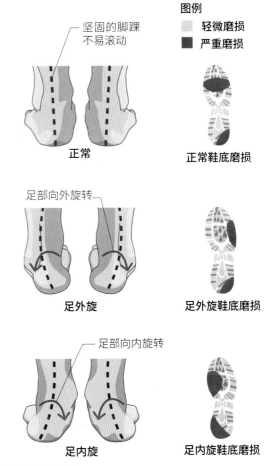

踝关节旋转

通过步态评估可以识别出足内旋（站立时足部向内）和足外旋（站立时足部向外）等情况。如果出现这些情况，则需要穿上合适的矫正鞋。

躯干结构

躯干由肌肉骨骼系统的多个部分组成，包括臀肌和腹肌等浅层肌肉，以及用于稳定和强化身体结构的盆底肌和膈肌等深层肌肉。

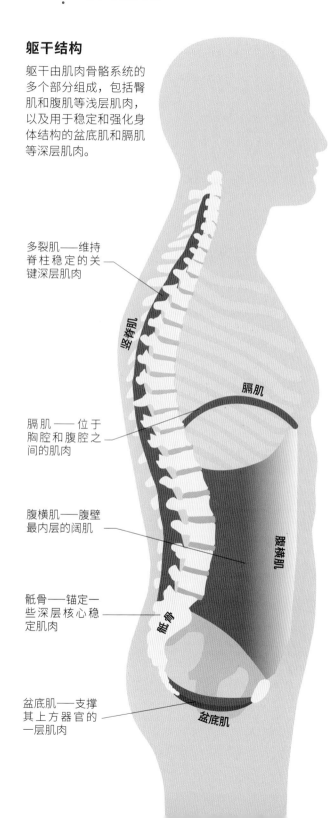

多裂肌——维持脊柱稳定的关键深层肌肉

竖脊肌

膈肌

膈肌——位于胸腔和腹腔之间的肌肉

腹横肌——腹壁最内层的阔肌

腹横肌

骶骨——锚定一些深层核心稳定肌肉

骶骨

盆底肌——支撑其上方器官的一层肌肉

盆底肌

躯干稳定性测试

躯干为在日常生活、娱乐或体育活动中进行肢体活动提供了稳定的基础。在锻炼和康复过程中，保持核心肌群力量、进行动态控制非常有利于预防损伤、增强体能。

躯干稳定性

人体躯干由脊柱、腹部、臀部和骨盆组成，核心肌群包括椎旁肌、腹肌、臀肌、盆底肌和骨盆带肌。要想提高躯干稳定性，不仅需要力量训练，还需要耐力、柔韧性训练，以及躯干的主动结构（肌肉）和被动结构（骨骼和韧带）的动态协调。躯干稳定能为所有运动提供基础，不稳定则可能与许多慢性肌肉或骨骼疾病有关。

躯干稳定性训练

躯干稳定性训练不需要任何特殊设备，在日常生活中就能够开展。这项训练可为身体素质奠定坚实的基础。训练可以先从短间隔的前置支撑（身体保持一条直线，面部朝下，手肘撑地）和侧平板支撑开始。随着躯干稳定性的提高，可以逐渐增加训练持续时间。"鸟狗式"是训练躯干稳定性的极佳运动，具体做法：开始时跪于地面，手掌撑地，然后一次抬起一只手或一只脚，再慢慢尝试抬起一只手和一只脚，持续时间也可以逐渐延长。

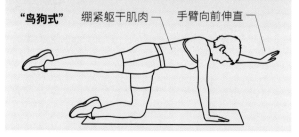

"鸟狗式"　绷紧躯干肌肉　手臂向前伸直

测试方法

以下各种测试都可用来评估躯干稳定性，包括单腿蹲、侧桥（侧平板支撑）、躯干屈肌耐力测试和躯干伸肌耐力测试。在后三种测试中，必须尽可能地维持某种特定姿势，然后将自己的维持时间与健康个体的维持时间进行比较；或是在锻炼或康复期间进行反复测试，以监测改善情况。

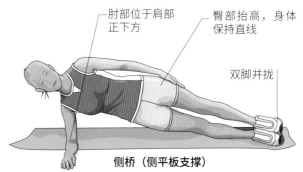

肘部位于肩部正下方
臀部抬高，身体保持直线
双脚并拢

侧桥（侧平板支撑）

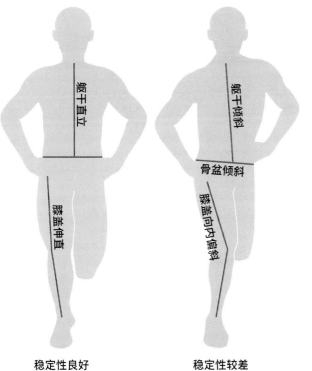

躯干直立
膝盖伸直

稳定性良好

躯干倾斜
骨盆倾斜
膝盖向内偏斜

稳定性较差

单腿蹲

单腿站立，身体挺直，然后再慢慢下蹲，以便测试臀部和躯干肌肉的控制与协调能力。如果需要很努力才能保持身体挺直和骨盆水平，则可能表明躯干不稳定。

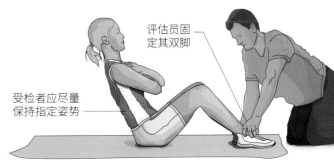

评估员固定其双脚
受检者应尽量保持指定姿势

躯干屈肌耐力测试

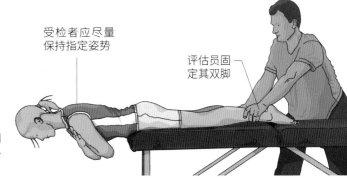

受检者应尽量保持指定姿势
评估员固定其双脚

躯干伸肌耐力测试

身体健康的21岁年轻人能够保持侧桥（侧平板支撑）动作95s（男性）或75s（女性）

常见测试

侧桥（侧平板支撑）、躯干屈肌耐力测试和躯干伸肌耐力测试都是定时测试，旨在评估躯干正面、背面和侧面的肌肉的力量、耐力以及控制能力。除了测试时要将前臂和手平放在地板上之外，前臂桥（前臂平板支撑）与俯卧撑的动作基本类似。

肌肉力量和耐力

力量和耐力是评估肌肉健康的关键指标。锻炼肌肉有助于改善骨骼质量，控制血糖，增强体能，以顺利进行日常活动。测试肌肉的健康状况可提供有关身体基础功能的信息，以确定身体的哪些方面可以从目标训练中受益。

肌肉力量

特定肌肉或肌群的力量通常需要通过抗阻力试验来进行测定。力量测试有静态（在不移动肢体的情况下收缩肌肉）和动态（活动肢体以抵抗阻力）之分。测试时，受检者需要抵抗来自医生或治疗师的手部力量，或是推拉器械。为了获得可靠的结果，在测试前要进行热身，从预期重量或阻力的50%～70%开始，然后再逐渐增加。为了确保安全和准确性，需要一名观察员协助和保护受检者。最终的测试结果要与对应体重的预期值进行比较。

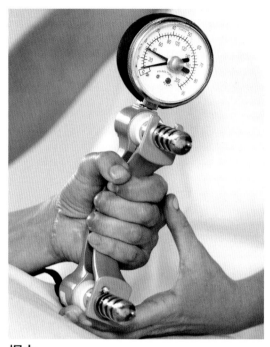

握力

测力计可用于测量握力。上图所示为静态的握力测试。如果握力比正常值少5kg（千克），那就可能增加患心血管疾病的风险。

**男性的握力一般为
27.5～50kg**

腿举

动态力量测试包括卧推（测试上半身肌肉力量）和腿举（测试下半身肌肉力量）。下图所示为45°斜卧腿举机。

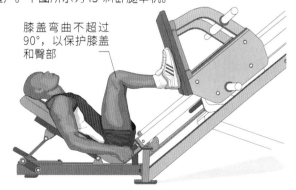

膝盖弯曲不超过90°，以保护膝盖和臀部

❶ 屈腿

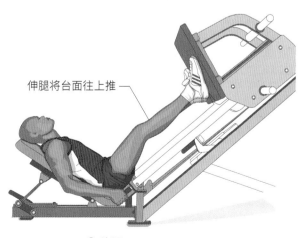

伸腿将台面往上推

❷ 伸腿

肌肉耐力

肌肉耐力指一块肌肉或肌肉群在一段时间内重复进行肌肉收缩的能力。它与肌肉力量紧密相关，能提供与肌肉功能和控制相关的信息。上半身和腹部的肌肉耐力，可通过单次俯卧撑或卷腹的最高次数来进行评估。在进行抗阻力训练时（如卧推和腿举），通过记录特定重量下的最高重复次数，也可以对肌肉耐力进行评估。通过肌肉耐力测试，可以深入了解肌肉健康状况和疲劳程度，确定哪些部位需要进行特殊锻炼。肌肉耐力测试的结果还可用于诊断或监测某些神经肌肉的状况。

卷腹耐力测试

一般情况下，普通人的卷腹次数从20岁左右的27～31次到60岁左右的13～19次不等。卷腹时，双臂要放在标准位置（如交叉置于胸前或指向脚部），这样测得的数据才具有可比性。

抗阻力训练

抗阻力训练是一种对抗阻力的运动，主要目的是训练人体的肌肉。有效的抗阻力训练需要与体能水平相适应，要循序渐进地进行，保证充足的休息和营养，要有专业人员监督和提出建议。抗阻力训练通常包括开链运动和闭链运动。开链运动（如腿部伸展）是在非负重姿势下进行的，肢体可以自由移动以抵抗阻力。闭链运动（如弓步下蹲）涉及多个关节的协调，手和脚固定在负重位置。与开链运动相比，闭链运动对关节的压力要小。

弓步下蹲（闭链运动）

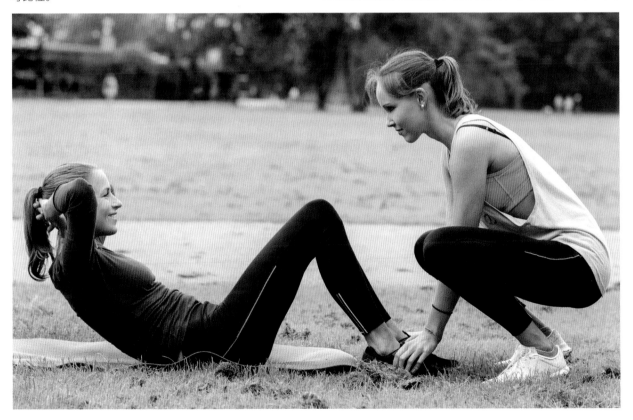

神经系统

神经系统是由神经细胞网络构成的人体通信系统。神经细胞网络每秒传输数百个电信号，以控制人体从呼吸、心跳到复杂思维的所有生理和心理功能。

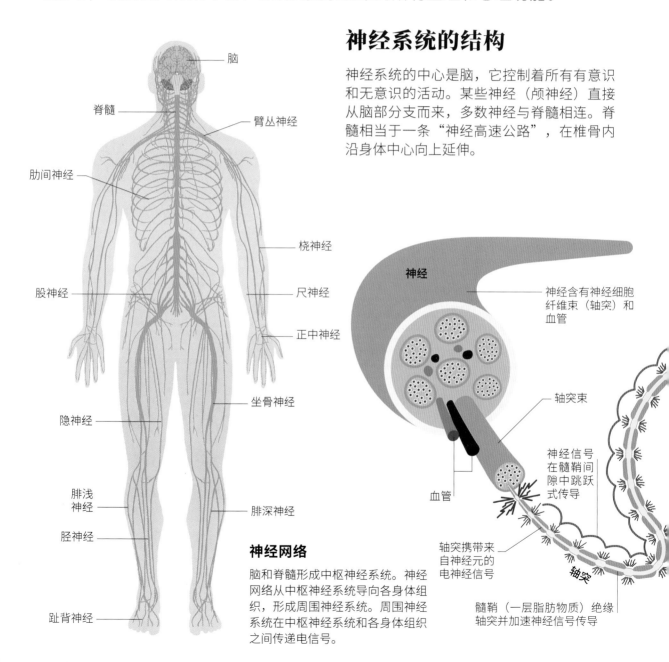

脑

脊髓

臂丛神经

肋间神经

桡神经

股神经

尺神经

正中神经

坐骨神经

隐神经

腓浅神经

胫神经

腓深神经

趾背神经

神经系统的结构

神经系统的中心是脑，它控制着所有有意识和无意识的活动。某些神经（颅神经）直接从脑部分支而来，多数神经与脊髓相连。脊髓相当于一条"神经高速公路"，在椎骨内沿身体中心向上延伸。

神经

神经含有神经细胞纤维束（轴突）和血管

轴突束

神经信号在髓鞘间隙中跳跃式传导

血管

轴突携带来自神经元的电神经信号

髓鞘（一层脂肪物质）绝缘轴突并加速神经信号传导

轴突

神经网络

脑和脊髓形成中枢神经系统。神经网络从中枢神经系统导向各身体组织，形成周围神经系统。周围神经系统在中枢神经系统和各身体组织之间传递电信号。

神经信号传递

刺激（如触摸）会触发神经元（神经细胞）内的电荷，使其沿着轴突行进，在髓鞘间隙中跳跃式传导。电荷在远端触发神经递质的释放，神经递质穿过微小的间隙（突触）进入下一个神经元，从而触发该神经元的电脉冲。

脊髓

运动神经纤维

感觉神经纤维

脊神经

椎骨

椎间盘

脊髓

脊神经与脊髓相连，穿行于椎间孔内，一共有31对。脊神经由前根和后根组成，前根由运动神经纤维（负责将信号从脑部传递至肌肉）组成。后根由感觉神经纤维（负责将信号从身体传递至脑部）组成。

树突与其他神经元相连

细胞核

神经细胞体

轴突

神经信号继续沿着轴突传递，刺激神经递质的释放

准备释放神经递质，以触发下一个神经元

下一个神经元

当神经信号到达轴突末端时，神经递质被释放出来

神经递质穿过突触，并通过特殊通道进入下一个神经元

接纳神经递质的通路

神经系统的工作机制

神经系统主要有两大功能：一是使人进行思考、有意识地做出动作；二是使人做出无意识的动作，以维持生命体征，例如调节呼吸和心跳，以及快速做出条件反射动作。

输入和输出

无论是有意运动还是无意运动，都是通过身体组织和中枢神经系统（大脑和脊髓）之间的神经传递信息而产生的。感觉神经将有关身体内外变化的信息传递给中枢神经系统，中枢神经系统处理这些信息并沿着运动神经发出反应信号。

神经信号的传递速度可达到120m/s

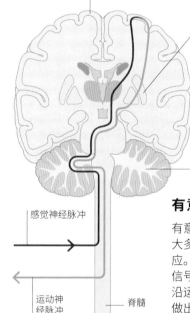

大脑皮层启动和修改对身体的指令

基底神经节（神经元簇）计划并启动复杂的运动，并将信息从小脑传递到脑部皮层

小脑接收来自身体的感觉信息，并指示大脑皮层对动作做出微调

感觉神经脉冲

运动神经脉冲

脊髓

有意运动

有意运动来自有意识的思维，大多数还涉及对感官刺激的反应。感觉神经向大脑皮层发送信号，大脑皮层处理该信号并沿运动神经发送脉冲，让身体做出有意运动。

自主神经系统

自主神经系统主要支配内脏、血管和腺体，掌握着性命攸关的生理功能，如心跳、呼吸、消化等。它包括两个部分：交感神经系统和副交感神经系统。两个部分都会在人体的特定部位发挥不同的作用。一般来说，交感神经系统为身体的行动或抗压做好准备，即"战斗或逃跑"反应；副交感神经系统的作用则是保存或恢复能量。

受影响的身体部位		交感神经反应	副交感神经反应
	眼睛	• 瞳孔扩大 • 泪液分泌减少	• 瞳孔缩小 • 泪液分泌增加
	口腔	• 唾液分泌减少	• 唾液分泌增加
	消化系统	• 肠道蠕动速度减慢 • 消化酶分泌减少	• 肠道蠕动速度加快 • 消化酶分泌增加

神经系统检查

会对神经系统产生影响的某些变化（如反应迟缓），只是因为人的正常衰老。手脚发麻、平衡困难等症状才可能是某些疾病的早期迹象，应及时进行检查。

进行神经系统检查时，医生会先进行简单的测试，如检查身体的反射、协调和感觉。如果最终测试结果显示有健康问题，医生会建议受检者做其他检查，如脑部或肌肉的电生理检查。

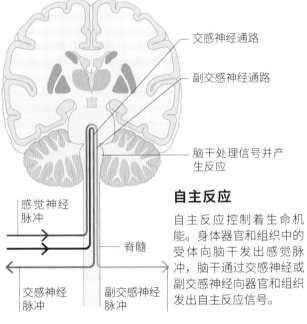

交感神经通路
副交感神经通路
脑干处理信号并产生反应

感觉神经脉冲
脊髓
交感神经脉冲
副交感神经脉冲

自主反应

自主反应控制着生命机能。身体器官和组织中的受体向脑干发出感觉脉冲，脑干通过交感神经或副交感神经向器官和组织发出自主反应信号。

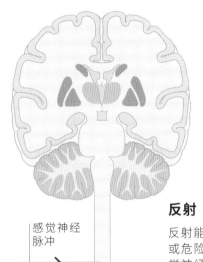

感觉神经脉冲
运动神经脉冲
脊髓

反射

反射能让身体立即对疼痛或危险做出反应。来自感觉神经的信号并不会到达脑部，而是由脊髓处理——脊髓直接向特定的身体肌肉发出反应信号。

受影响的身体部位	交感神经反应	副交感神经反应	受影响的身体部位	交感神经反应	副交感神经反应
血管	• 通往肌肉和脑部的动脉变宽；通往皮肤和消化道的动脉变窄	• 通往肌肉、脑部、皮肤和消化道的动脉恢复正常	肾上腺	• 释放肾上腺素和去甲肾上腺素	• 减少肾上腺素和去甲肾上腺素的分泌
心脏	• 心跳加快	• 心跳减慢	皮肤	• 出汗量增加	• 出汗量减少
肺	• 呼吸道变宽	• 呼吸道变窄	泌尿系统	• 肾脏生成的尿液减少 • 膀胱颈关闭	• 肾脏生成的尿液增加 • 膀胱颈松开

反射检查

反射是对外界刺激做出的无意识的反应。反射被激活后，可以保护身体免受周围环境伤害，例如，当手接近火焰时会迅速收回。

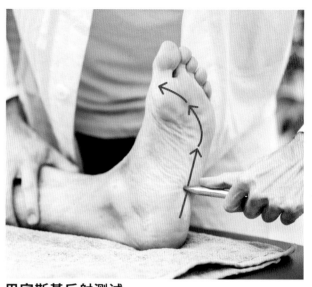

预期的检查结果

当感觉神经检测到有危险时，便会向脊髓发送信号，相应的运动神经会绕过脑部直接让相关肌肉做出反应。医生会对某些反射进行测试，以检查反射通路是否顺畅。由于下肢距离脊髓最远，所以医生通常会先观察下肢的反射，再观察上半身的反射。

巴宾斯基反射测试

医生用稍尖锐的物体沿着受检者的脚底外缘，从脚跟一直划向大脚趾底部。此时受检者的正常反应是所有脚趾一起向下。

协调和平衡能力测试

平衡（保持姿势）能力和协调（顺利完成一系列动作）能力对于预防伤害至关重要。这两种能力的高低取决于器官（如眼睛和耳朵）与不同身体系统之间复杂的相互作用。

测试方法

医生会先为受检者做简单的全身检查，包括检查眼睛和耳朵，然后进行相应测试。为了测试平衡能力，医生会要求受检者沿着直线行走，每走一步都要将一只脚的脚跟与另一只脚的脚趾相碰；医生也可能会要求受检者单腿站立（见右图），先睁眼再闭眼。

测试协调能力的方法之一是指鼻试验（见下页），医生也可能会要求受检者用大脚趾或示指画圆圈。为了测试腿部的协调能力，医生会要求受检者坐着或躺着，将一只脚的脚后跟放在对侧膝盖上，然后尝试将脚后跟沿胫骨向脚踝方向滑动。如果测试发现异常，则须做进一步的检查。

平衡能力测试

单腿站立（如果需要支撑，可靠近墙壁或椅子），试着保持下面这个姿势1min，先睁眼再闭眼。换另一条腿重复上述动作。

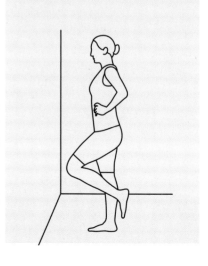

膝跳反射

受检者坐在椅子上或床边，双腿自然下垂，医生敲击受检者膝盖下方的肌腱。此时，受检者大腿前部的肌肉应该会收缩，从而做出踢腿动作。

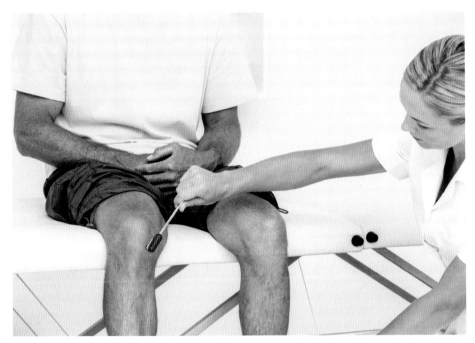

指鼻试验

医生伸出一根手指，要求受检者注视医生的脸，触摸医生伸出的手指，然后触摸自己的鼻子，再触摸医生伸出的手指。受检者需要尽可能快速地多次重复这组动作。

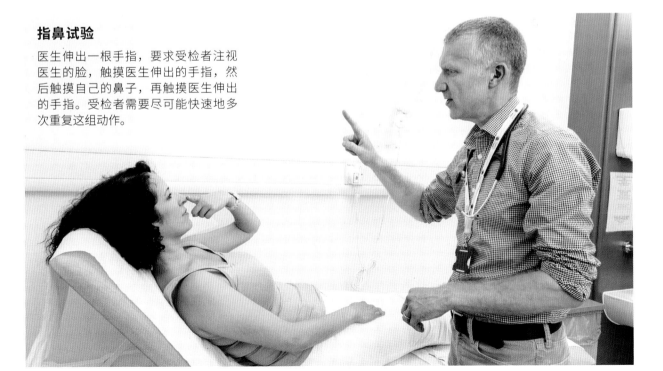

感觉神经通路检查

外伤和某些疾病（最常见的是糖尿病）会导致周围神经病变或损伤。这种损伤通常会导致受这些神经支配的身体部位无力和麻木。周围神经损伤的类型和程度取决于神经功能。

周围神经

周围神经主要由感觉神经和运动神经组成。其中，感觉神经负责将重要信号从四肢传递至中枢神经系统。

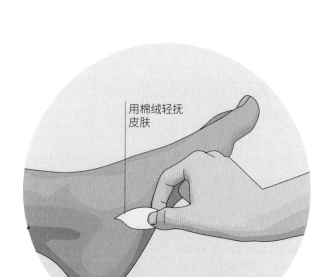

用棉绒轻抚皮肤

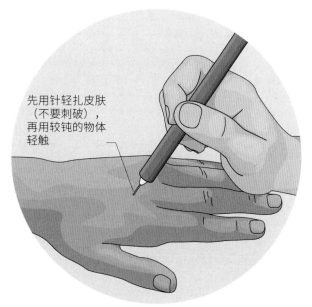

先用针轻扎皮肤（不要刺破），再用较钝的物体轻触

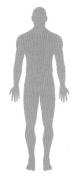

轻触觉测试

轻触觉测试针对的是可能存在周围神经病变的不敏感部位。医生会告诉受检者，他会对受检者能感觉到的部位做什么，然后测试身体的其他部位。这样一来，医生就能绘制出不敏感部位的分布图。测试时，医生会用棉绒轻抚受检者的皮肤，然后让受检者描述感觉。

痛觉测试

痛觉测试又称针刺测试。医生会用尖锐的针状物体和较钝的物体（如圆形针头）交替触碰皮肤，受检者需要辨别出医生所用的物体是尖的还是钝的。医生会比较受检者身体两侧的测试结果。根据测试目的的不同，医生可能会从脚部开始测试，也可能会从身体靠上的部位开始测试。

检查过程

医生会进行多项检查，以做出全面的诊断。虽然人体的感觉共用一条脊髓通路，但每种感觉都来自不同的神经受体，且终止于大脑的不同部位。检查时，医生会要求受检者躺下，并闭上双眼，这样受检者就无法事先预测会出现什么刺激。医生会将受检者身体两侧的反应进行对比。检查可能先从脚和腿开始，因为这些部位的神经通路最长，会最先表现出感觉缺失。如果被检测出存在感觉缺失，则应寻求进一步的医疗检查。

血糖水平持续偏高会导致神经损伤

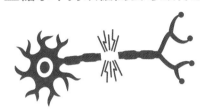

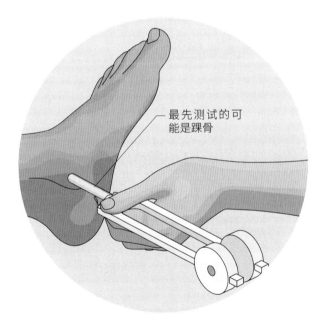

最先测试的可能是踝骨

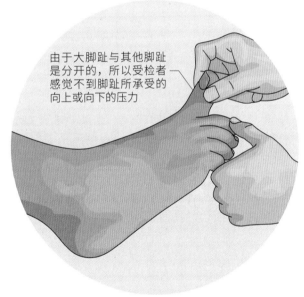

由于大脚趾与其他脚趾是分开的，所以受检者感觉不到脚趾所承受的向上或向下的压力

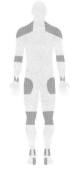

振动觉测试

振动觉和位置觉是通过同一通路传至大脑的。周围神经受损可能会导致振动觉减弱。测试时，医生会先用音叉敲击硬物表面，再将振动着的音叉放置在受检者骨隆起处（如脚踝、腕关节等）的皮肤上，询问受检者有无振动的感觉。如果受检者能感觉到振动，那么测试停止。

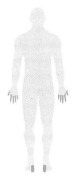

位置觉测试

位置觉又称本体感觉，是影响平衡能力的关键因素，可用于评估身体感知空间位置的能力。测试时，受检者把脚支撑起来，医生用手握住受检者的大脚趾两侧，使其上、下移动，然后要求受检者描述脚趾的位置。测试完一只脚后，医生还会在另一只脚或双手上重复上述步骤。

大脑的工作机制

大脑负责思维、行动、学习和记忆。要完成这些工作，需要通过身体其他部位的神经接收来自外界的信号，然后由大脑将接收到的信号与已经存储在大脑中的信息进行整合。

大脑皮层

大脑皮层是调节人体生理活动的最高级中枢，包括很多个区域。其中，有些区域负责处理来自身体其他部位（如眼睛、耳朵和皮肤）的神经信号，有些区域则负责产生有意识的动作（如说话和协调动作），还有些区域被称为联合区，负责将新信息与现有的记忆、情感进行整合。

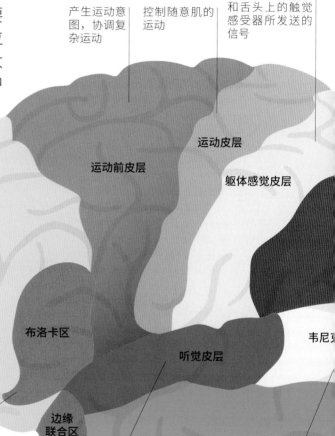

产生运动意图，协调复杂运动

控制随意肌的运动

分析皮肤、口腔和舌头上的触觉感受器所发送的信号

运动皮层

运动前皮层

躯体感觉皮层

前额叶皮层

布洛卡区

听觉皮层

韦尼克

边缘联合区

视觉和记忆区

与性格、思维和视觉空间认知相关

组织语言

与行为、情感和动机相关

接收和处理听觉信号

参与处理带有记忆和情感的视觉信息

理解语言

各司其职

大脑皮层的不同区域控制着人体的特定活动。不过，人体的大多数活动都涉及多个区域的共同作用。大脑左、右半球的工作原理与分工略有不同，左半球支配着身体右侧的活动，右半球支配着身体左侧的活动。其典型表现就是惯用手。大多数人都习惯用右手，他们的大脑左半球占主导地位；也有大约10%的人习惯用左手，他们的大脑右半球占主导地位。

记忆存储

记忆的产生、存储和调用涉及大脑的多个区域。大脑皮层处理信息；海马体将感知和想法转化为长期记忆；杏仁核存储情绪记忆。

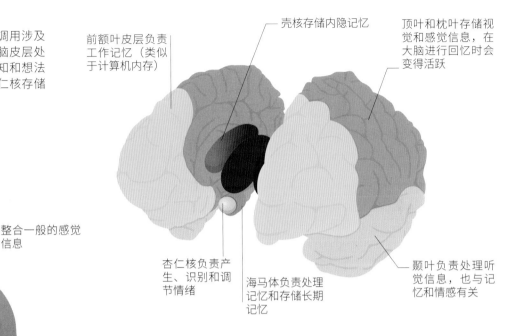

前额叶皮层负责工作记忆（类似于计算机内存）

壳核存储内隐记忆

顶叶和枕叶存储视觉和感觉信息，在大脑进行回忆时会变得活跃

整合一般的感觉信息

感觉联想皮层

视觉联想皮层

将视觉信息与其他感觉信息、记忆和情绪进行整合

初级视觉皮层

接收和处理视觉信息

杏仁核负责产生、识别和调节情绪

海马体负责处理记忆和存储长期记忆

颞叶负责处理听觉信息，也与记忆和情感有关

小脑

通过控制肌肉来协调肢体运动

学习一门新语言的最快纪录为1h40min

学习和记忆

记忆不只是存储数据，还包括再现数据。记忆包括多种不同形式，可被唤醒并与新信息整合。不同的记忆存在的形式不同。工作记忆仅在需要时才被保存；陈述性记忆包括实际的知识和构想；情景记忆涉及个人经验；空间记忆提供周围环境的地图；内隐记忆是指习得的信息，在无须有意回忆的条件下也能使用，如驾驶汽车的能力。

心理功能检查

评估心理健康状况时，医生会询问受检者的饮食习惯、睡眠状况，是否饮酒或吸毒，以及可能的压力来源。如有必要，医生通常还会通过使用标准化问卷来评估受检者患抑郁症或痴呆等疾病的风险。

情绪分析

很多人都会经历情绪低落，这是很正常的。但如果患上了严重的焦虑症或抑郁症（持续感到悲伤和沮丧），则应立即就医，因为这两种心理疾病都会严重影响日常生活。

咨询过程

咨询过程中，医生会问一些与情绪、行为、想法和生活方式有关的标准化问题，并希望了解受检者在生活质量方面的任何变化，以及可能触发某些想法的事件。受检者需要描述自身的感受和持续时间，以及相应的身体因素（如睡眠障碍、无法解释的疼痛、恐慌发作或情绪性进食）。此外，医生还希望了解情绪对受检者的工作或社交是否造成了影响；如果是，那么影响程度如何。

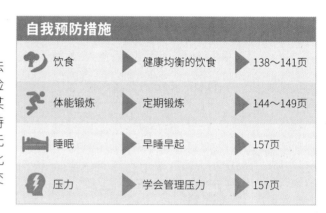

自我预防措施		
饮食	健康均衡的饮食	138～141页
体能锻炼	定期锻炼	144～149页
睡眠	早睡早起	157页
压力	学会管理压力	157页

痴呆检查

痴呆是一种由于脑部疾病引起的综合征，主要临床症状表现为缓慢的智能减退，包括思维、记忆、判断、理解、计算等方面的功能减退，严重的会造成患者日常生活能力的丧失。

咨询过程

咨询过程中，医生会问受检者首次意识到有智能减退症状的时间，这些症状造成了哪些影响，以及受检者是否有记忆障碍的家族史。医生可能会要求受检者完成一项认知测试，以便评估受检者的智力能力（如记忆力、注意力和语言技能），以及行为和视觉感知能力。

认知测试的问题包括：今天是几月几日、星期几，在哪上学，等等。除此之外，认知测试的内容还包括基本的数学计算、绘图测试、图像识别和问题解决型任务。有些网站也会提供类似的测试问卷，受检者可以事先在家中在线完成测试，再向医生出示结果。医生还将对受检者进行体格检查，审查受检者使用过的药物，必要时还会要求受检者进行血液检查，以排除可能与痴呆混淆的症状。

通过这些测试和检查，医生可以评估受检者的症状究竟是自然衰老还是痴呆引起的。如有必要，医生还会要求受检者进行脑部扫描，以确定引起症状的原因。

全世界有4600多万人患有痴呆

后续治疗

情绪低落、焦虑或抑郁会降低运动积极性，增大情绪性进食、酗酒和吸毒的可能性，危害身体健康。医生会要求受检者进行血液检查等常规检查，以排查可能导致情绪变化的疾病。根据检查结果，医生会建议受检者采取自我预防措施或是接受谈话治疗。

全球约有1/10的人可能会在一生中的某个阶段患上抑郁症

谈话治疗

对医生敞开心扉、说出内心的真实感受是一件很难的事情。但只有坦诚相告，医生才能全面了解受检者的心理状况，提供相应的帮助。

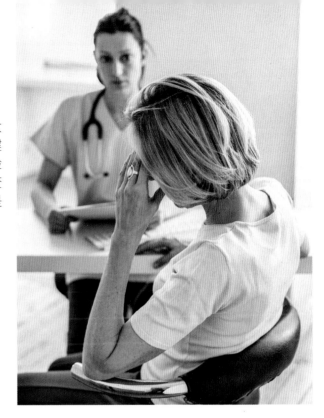

自然衰老与痴呆的区别

自然衰老的现象	痴呆的症状
有时会突然忘记某个词汇、事物名称或事件，但稍后能回想起来；记不起一年前的谈话	忘记最近发生的一次对话或事件，忘记最近获得的信息；重复讲同一件事或问同一个问题
偶尔记不清今天是星期几	忘记日期和季节；忘了自己身在何处，甚至忘了是如何到达的
间歇性地对平时喜欢的日常活动、家庭活动或工作丧失兴趣	开始完全放弃喜爱的消遣活动，退出社交团体，不参与常规活动
偶尔做出错误的决定或表现出缺乏判断力	财务判断能力持续低下，不再热衷于个人护理
有时会遗失私人财物，但很快能想起来该如何找回	随手放置物品，且想不起来该如何找回；可能还会指责他人偷了自己的物品
出现自然衰老过程中不可避免的视力问题，如白内障	无法辨别颜色或察觉运动趋向，能"看到"不存在的东西
偶尔需要帮助才能完成熟练的动作，如重置时钟或录制电视节目	无法完成过去十分熟练的动作
有时会记错账	无法进行数学计算，不能按照计划、说明书或食谱的要求行事
确立自己特有的行事方式和节奏，如果被扰乱，会变得易怒	变得迷茫、怀疑、沮丧、恐惧，容易无缘由地情绪低落

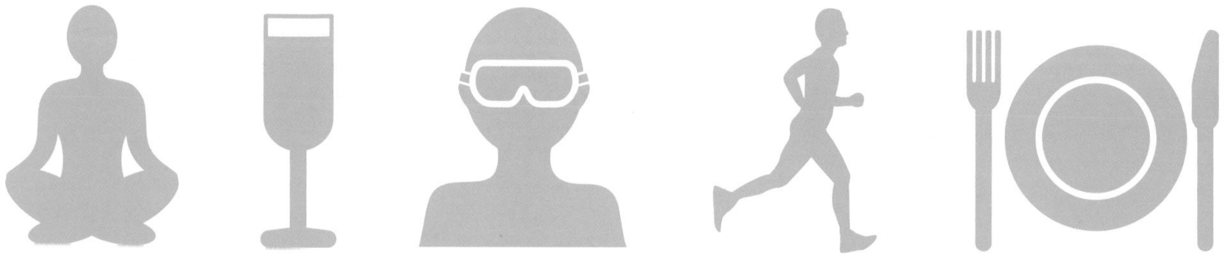

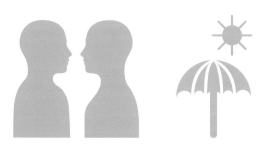

优化健康状况

疫苗接种

疫苗接种是预防潜在严重传染病的有效手段。很多疫苗都属于计划内的常规疫苗，但也有些疫苗只提供给特殊人群或特定年龄段的人群。此外，为避免在旅行中患上严重的疾病，在旅行前往往需要接种疫苗"加强剂"或其他疫苗。

疫苗的作用

疫苗是由病原微生物及其代谢产物制成的、可以预防传染病的生物制剂。人体注射疫苗后，免疫系统便会产生抗体（又称免疫球蛋白），使人体获得相应的免疫力。有些疫苗能实现长期免疫，有些则可能无法产生充分、持续的免疫效果。例如，流感疫苗通常只能对近期导致流感爆发的病毒株起到预防作用。虽然疫苗很少会产生严重的副作用，但有些群体（如免疫系统较弱的群体）并不适合接种疫苗。如果不适合接种，医生会提前告知。

接种疫苗后人体能够自动产生抗体，所以它属于主动免疫。与之相对，被动免疫是指通过直接注射抗体来获得暂时的免疫力。

常见的旅行疫苗

无论去哪里，旅行者都应确保已经接种了白喉、破伤风和脊髓灰质炎疫苗，必要时还应接种"加强剂"。除此之外，还要接种哪些旅行疫苗，取决于要去的地区。下表详细列出了一些常见的旅行疫苗。考虑到实际情况可能发生变化，所以在旅行前要充分了解最新信息。旅行疫苗要在接种一段时间后才能起到保护效果，有些疫苗则还要接种"加强剂"才能起到充分的保护效果。

针对的传染病	接种方式	有效性和期限
霍乱	口服	约60%~70%的有效性，两年内有效
甲型肝炎	注射	约99%的有效性，有效期20~30年
乙型肝炎	注射	90%以上的有效性，有可能终身免疫
流行性乙型脑炎	注射	90%以上的有效性，期限不详
流行性脑脊髓膜炎	注射	5年内有效
狂犬病	注射	有效性不确定，有可能取决于狂犬病暴露的程度和持续时间
伤寒	注射或口服	注射疫苗为80%以上的有效性，口服疫苗则为75%，有效期均为3年
黄热病	注射	约90%的有效性，10年内有效

常见疫苗

下表列出了一些最常见的疫苗，其中大多数要在婴幼儿时期通过注射方式接种（在此表中，婴儿指年龄未满1岁的人，儿童为1～9岁，青少年为10～19岁，成人为19岁以上）。有些疫苗并不适用于所有人，而只针对特定的高危人群接种，如长期存在某种健康隐患的人群或卫生工作者。

感　染	接种方式	接　种　对　象
白喉/破伤风/百日咳/脊髓灰质炎/乙型流感嗜血杆菌/乙型肝炎	注射	婴儿
肺炎球菌感染	注射	婴儿、儿童和老年人
轮状病毒感染	口服	婴儿
流行性乙型脑炎	注射	婴儿和儿童
乙型流感嗜血杆菌/脑膜炎	注射	儿童
麻疹/腮腺炎/风疹	注射	儿童
流行性感冒	鼻喷雾剂 注射	婴儿、儿童（特定群体）和成人（特定群体），孕妇，老年人
白喉/破伤风/百日咳/脊髓灰质炎	注射	儿童
人乳头瘤病毒	注射	青少年
白喉/破伤风/脊髓灰质炎	注射	青少年
流行性脑脊髓膜炎	注射	青少年
百日咳	注射	孕妇
带状疱疹	注射	老年人
肺结核	注射	结核病高发地区出生的婴儿，或父母、祖父母出生在结核病高发地区的人群
水痘	注射	与水痘高危人群密切接触的非免疫人群

健康饮食

人体需要摄入多种营养物质才能维持正常的生命活动。日常饮食必须提供足够的蛋白质、碳水化合物、脂肪、膳食纤维、维生素、矿物质、植物营养素和水，以维持一系列的生理功能和心理健康活动，如产生能量、生长、修复、防御，以及细胞通信、消化、认知等。

人体必需的营养素

蛋白质为人体提供生长、修复和产生能量所需的氨基酸。碳水化合物是人体主要的能量来源，同时含有对心血管和消化系统健康至关重要的膳食纤维。单不饱和脂肪酸、多不饱和脂肪酸和饱和脂肪酸是体内脂肪酸的重要来源。必需脂肪酸（Omega-3和Omega-6）有助于维持细胞结构、合成激素以及吸收维生素A、D、E和K。维生素和矿物质可以提供抗氧化剂，使身体拥有产生激素、吸收和输送营养素的多种功能。

西兰花所含的维生素C几乎是同等质量的橙子的2倍

及时补水

普通成人最好每天喝6～8杯水，也可以喝牛奶、茶、咖啡和无糖饮料。果汁和冰沙每天的摄入量不要超过150mL。要限制酒精饮料的摄入，因为它具有利尿作用，可能会导致脱水。

水的作用

水能调节体温、输送营养物质、清除废物并润滑关节。即便是轻微的脱水，也会对身心健康不利。

牙齿和牙龈护理

- 每天至少刷两次牙，以尽可能地减少牙菌斑堆积。使用牙线或牙刷清洁牙齿，定期进行口腔检查。
- 使用含氟牙膏可帮助强健牙齿、预防蛀牙。
- 糖是导致蛀牙的主要原因，所以必须限制食用含糖食物和饮料（包括酒精）。
- 含钙（乳制品、杏仁、绿叶菜、罐头鱼）和含磷（蛋类、鱼类、家禽、奶酪、全麦）的食物能强健牙齿和骨骼。
- 食用多种含有维生素C的新鲜蔬菜和水果，能保护牙龈健康。

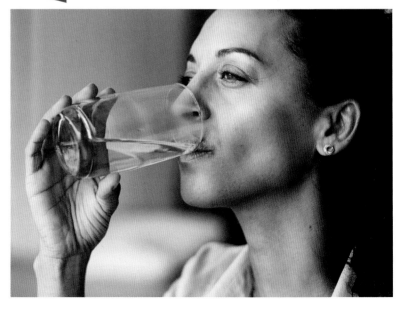

膳食均衡与多样化

足量、均衡摄入以下四类食物能够保证人体有充足的必需营养素，帮助维持良好的健康水平。在某些情况下，如受伤或患病后，个人的营养需求增加，补充营养素能够促进恢复，但最好是向营养保健师咨询哪些才是安全、合适的补充剂。

脂肪和油脂

油性鱼类、鳄梨、坚果以及它们的油是必需脂肪酸的主要来源。这些食物还提供维生素E，以及硒、镁和锌等矿物质。必须限制饱和脂肪酸的摄入，因为它们可能会增加心血管疾病的发病率。同时应避免食用反式脂肪——不饱和脂肪氢化后产生的脂肪。

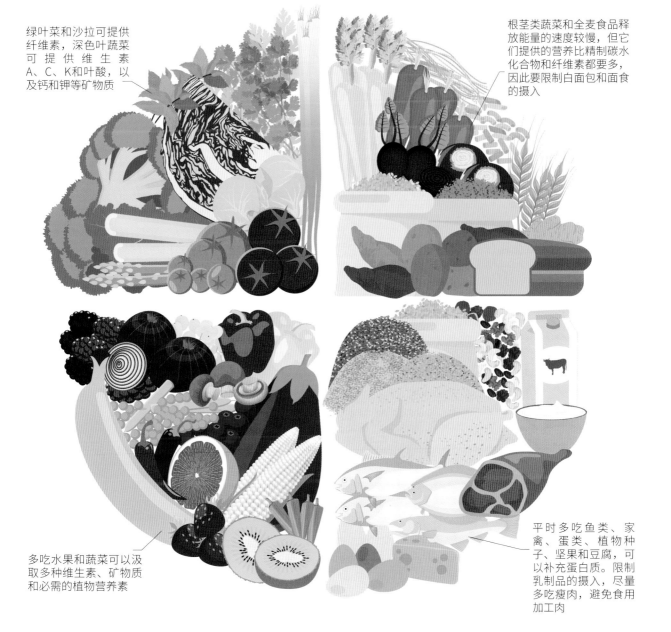

绿叶菜和沙拉可提供纤维素，深色叶蔬菜可提供维生素A、C、K和叶酸，以及钙和钾等矿物质

根茎类蔬菜和全麦食品释放能量的速度较慢，但它们提供的营养比精制碳水化合物和纤维素都要多，因此要限制白面包和面食的摄入

多吃水果和蔬菜可以汲取多种维生素、矿物质和必需的植物营养素

平时多吃鱼类、家禽、蛋类、植物种子、坚果和豆腐，可以补充蛋白质。限制乳制品的摄入，尽量多吃瘦肉，避免食用加工肉

调整饮食结构

通过调整饮食结构，可以有效控制体重或改善健康状况。具体做法：调整食物的种类和比例；减少热卡摄入；选择更健康的食物。

调整饮食结构的作用

调整饮食结构不仅可以提高体内能量水平、改善情绪、提升消化和睡眠质量，还可以降低肥胖、骨关节炎、心血管疾病、癌症和 II 型糖尿病等的发病率。但要通过调整饮食结构来达到营养均衡并不容易。例如，降低血液胆固醇并不像避免摄入脂肪那么简单。胆固醇包括多种类型，一种是有潜在破坏性的极低密度脂蛋白和低密度脂蛋白；另一种是有益的高密度脂蛋白。人体需要胆固醇，但要平衡好高密度脂蛋白与低密度脂蛋白的比例，因为高密度脂蛋白有助于从血液中去除低密度脂蛋白，从而降低心血管疾病的风险。通过增加有益脂肪的摄入量和减少动物脂肪的摄入量，可以帮助增加高密度脂蛋白、减少低密度脂蛋白。

体重管理

能量摄入少于能量消耗才能降低体重。要想减重，必须减少热卡的摄入，同时增加营养密度较高的食物的摄入；减少精制碳水化合物和饱和脂肪的摄入，同时提高日常运动量及运动强度。

全世界有超过39%的成年人超重，有超过13%的成年人肥胖

能量和营养密度

食物提供的能量通常以卡路里作为计量单位，1000cal（热卡）等于1kcal（大卡），约等于4185.85焦（J）。人体所需的能量是根据体力活动水平和基础代谢率(维持呼吸和心跳等基本功能所需的能量）计算得出的。成年男性每天需要的能量约为2500kcal，成年女性每天需要的能量约为2000kcal。

营养密度的变化

均衡饮食应关注食物的营养质量，而不应仅关注热卡的含量。选择营养密度高而非能量高的食物，可以获得营养和能量的平衡，满足身体需求。右图的餐盘中显示了不同热卡含量（能量密度）和营养密度的食物。

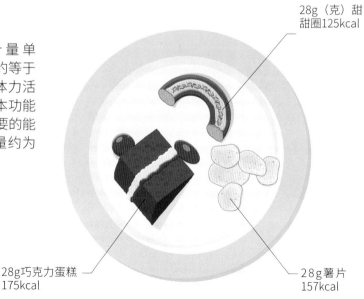

28g（克）甜甜圈125kcal

28g巧克力蛋糕175kcal

28g薯片157kcal

高能量密度、低营养密度

调整饮食结构	益　　处	建议食物	不建议食物
减少摄入饱和脂肪	• 降低血液中的总胆固醇和低密度脂蛋白 • 降低心血管疾病的发病率 • 有助于控制体重 • 改善心理健康和认知功能	• 蒸煮的食物 • 富含Omega-3脂肪酸等的食物，如油性鱼类、坚果、种子和鳄梨 • 豆类、藜麦等富含植物蛋白的食物	• 油炸或烤制的食物 • 脂肪含量高的红肉 • 加工肉 • 糕点和巧克力 • 高脂乳制品，如硬奶酪、奶油、酥油和黄油
减少摄入盐分	• 降血压 • 降低心血管疾病的发病率	• 自制新鲜食物、汤、酱汁和肉汁 • 用胡椒、香草、香料代替盐进行调味 • 选择无盐零食或罐头食品	• 加工和腌制的肉类，如火腿、香肠、培根 • 咸味零食，如薯片和坚果 • 加盐的食物，如加盐的面包和谷类食物
减少摄入精制碳水化合物或游离糖	• 有助于控制体重 • 平衡能量和情绪 • 降低 II 型糖尿病的发病率 • 改善消化功能、保护牙齿健康 • 提高免疫力	• 高纤维食物，如新鲜蔬菜和水果 • 全谷物、全麦面包和全麦面 • 替代谷物，如藜麦、糙米、小麦、黑麦、荞麦和燕麦	• 高糖食物，如蛋糕、饼干、糕点和糖果 • 白面包和意大利面 • 加糖的食物 • 加糖的饮料（它们也含有少量营养素），限制果汁和酒精的摄入

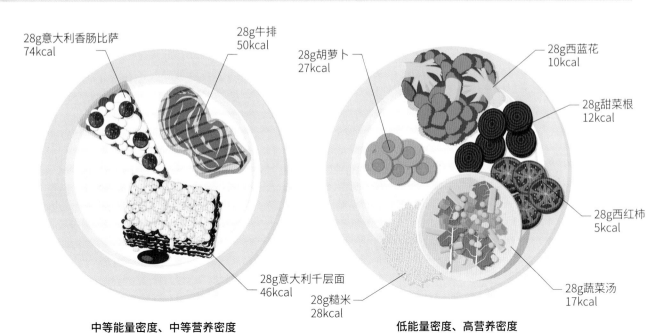

28g意大利香肠比萨 74kcal
28g牛排 50kcal
28g胡萝卜 27kcal
28g西蓝花 10kcal
28g甜菜根 12kcal
28g西红柿 5kcal
28g意大利千层面 46kcal
28g糙米 28kcal
28g蔬菜汤 17kcal

中等能量密度、中等营养密度　　低能量密度、高营养密度

酒精、烟草和毒品

酒精、烟草和毒品会对身心健康产生不利影响，了解它们的危害，有助于选择更健康的生活方式。

关于酒精

酒精是最常见的成瘾物质。成人每周的酒精摄入量不应超过14个酒精单位，且每次饮酒至少间隔3d，不可日日饮酒。平时不喝酒的人，不要误以为酒对身体健康有帮助就尝试饮酒。短期来看，过量饮酒会损害判断力，并可能造成损伤或某些并发症，如吸入呕吐物引起的肺炎等。长期来看，大量饮酒会对身心健康造成诸多不利影响，如抑郁、酒精依赖和成瘾，以及肝功能衰竭、心血管疾病、脑损伤、痴呆和多种癌症。

在全球，20～39岁年龄组中约有13.5%的死亡与饮酒有关

酒精含量

不同国家对于酒精含量的标准划定有所不同，例如，在英国1个酒精单位为8g酒精，而在美国1个酒精单位则为14g。尽管右图所示的所有饮品都含有14g酒精，但它们的热卡含量却相差很大。酒精的热量与纯脂肪差不多。酒精饮料中也含有糖，会增加热卡含量并导致体重增加。

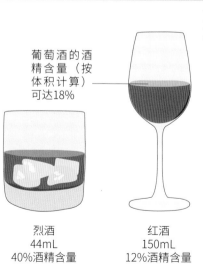

葡萄酒的酒精含量（按体积计算）可达18%

酒精和热卡含量取决于酒精占混饮的比例

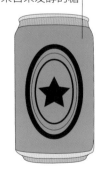

啤酒中的热卡主要来自未发酵的糖

烈酒
44mL
40%酒精含量
95cal

红酒
150mL
12%酒精含量
125cal

烈酒调饮
192mL
5%酒精含量
150cal

啤酒
355mL
5%酒精含量
155cal

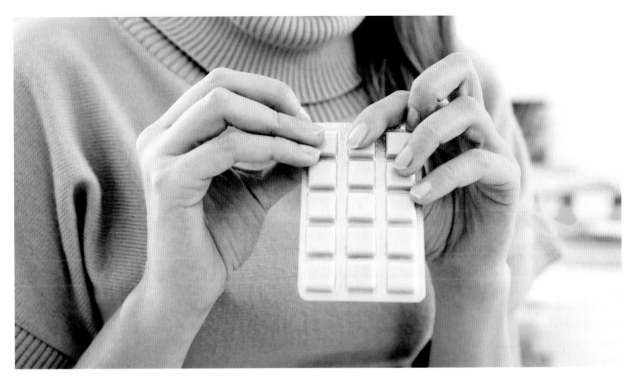

烟草的危害与戒烟

无论是吸烟还是嚼烟，都会让人上瘾，还会严重
危害身心健康，如引发各类癌症。吸烟会降低生
育能力，使皮肤早衰，影响周围人的健康。也许
戒烟十分困难，但只要能做到一年不吸烟，患病
风险就会降低一半。以下方法可以帮助戒烟。

· 请医生开一些药物来减轻戒断症状和增加食欲。
· 加入戒烟小组或寻找"戒烟伙伴"，寻求朋友
　和家人的帮助。

毒品的危害与戒毒

毒品的危害因种类而异。多次摄入大量毒品会导
致上瘾，这不仅会对人际关系和日常生活产生负
面影响，而且在戒断时会十分痛苦。长期使用毒
品会导致严重的健康问题，如心血管疾病、血源
性感染，以及严重的心理健康疾病。在家庭医生
或戒毒所的帮助下，是有可能戒毒成功的。

尼古丁替代疗法

香烟中的成瘾物质是尼古丁。咀嚼尼古丁口香糖或使用戒
烟贴可为身体提供足够的尼古丁，以减轻戒烟时出现的戒
断症状。

电子烟

电子烟是具有模拟吸烟功能的电子设备，它可以将尼古
丁变成蒸汽，让人吸入。关于电子烟能否帮助戒烟目前
尚无定论，电子烟的长期影响（可能包括尼古丁成瘾）
也尚不明确。

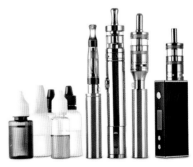

电子烟设备与烟油

坚持锻炼

坚持锻炼有助于保持健康。锻炼的秘诀在于少坐多动，任何能让身体移动或使用肌肉的活动都可以算作是锻炼。在实施锻炼计划前，最好先征求医生的建议，得到医生的许可。

如何进行锻炼

经常锻炼对身心健康有着深远的积极影响，可以控制体重、改善睡眠质量、减轻压力，还可以降低患慢性病（如关节和背部疼痛、心血管疾病、Ⅱ型糖尿病、抑郁症和痴呆等）的风险。

制订锻炼计划时，要综合考虑频率、强度、时间、类型和周期等因素。成人每周应锻炼5d，通过交替锻炼使肌肉群得到休息；每周至少进行150min的中等强度运动或75min的剧烈运动，或是两种运动同时进行。锻炼要讲究循序渐进，逐渐加量，以避免受伤。

血液循环
锻炼可使动脉扩张，增加流向肌肉的血液

锻炼的益处
坚持锻炼对身体各部位都有益处，能使其更有效地发挥作用。

大脑和心理健康
锻炼可增加血液、氧气和营养物质向大脑的输送

心脏
锻炼可使心脏变得更加强健，从而更有效地分配血液

肺部
锻炼可增加肺活量

肝脏
锻炼可提高代谢率

骨骼和关节
锻炼可强健骨骼和关节

肌肉
锻炼可强健肌肉，从而改善体态和柔韧性

坚持锻炼的技巧

- 了解锻炼的益处，明确自己的锻炼计划。
- 选择自己喜欢的运动。
- 设定可实现的目标。
- 提高效率，将锻炼或体力活动融入日常生活中。
- 持之以恒，每周进步一点点，逐渐加大运动量。
- 监测进度。佩戴健身追踪器或记录已经实现的目标。
- 休息24~48h，以降低受伤风险。在锻炼某些肌肉群的同时让其他肌肉群适当放松。
- 健康饮食。
- 向朋友发起挑战，互相鼓励。
- 必要时寻求专业意见。

强健肌肉和骨骼

抗阻力训练可增强肌肉力量，保持骨骼健壮，有助于控制血压、血糖和体重。通常一周应进行两次抗阻力训练，可选择在家或健身房进行，训练内容包括举重、阻力带训练、俯卧撑、仰卧起坐，甚至是修整花园。

促进心血管健康

经常散步、跑步、骑自行车、游泳、爬楼梯、参加体育运动，可以提高耐力、促进心血管健康。中等强度的运动会使心率升高、呼吸频率加快，10min后会有少量出汗；剧烈运动会使心率急速升高、呼吸变得异常急促，几分钟后就会大汗淋漓。

改善柔韧性

瑜伽、普拉提、太极和伸展运动可以改善人体的平衡性、柔韧性和灵敏度，每周至少应进行两次这类运动。这些运动需要多个肌肉群的相互协调，有助于提高姿势的稳定性，降低老年人跌倒的风险。这类运动还可使精神得到放松。

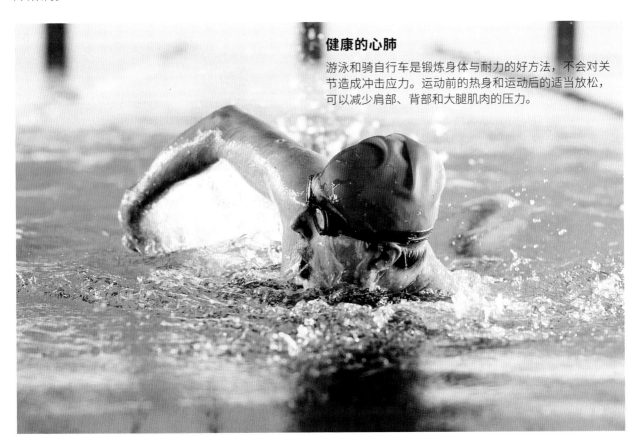

健康的心肺

游泳和骑自行车是锻炼身体与耐力的好方法，不会对关节造成冲击应力。运动前的热身和运动后的适当放松，可以减少肩部、背部和大腿肌肉的压力。

特殊人群的锻炼

适当的体育锻炼对身体欠佳或年龄较大的人群大有裨益。不过，这些人群需要事先制订有针对性的锻炼计划，并在有人监督的情况下进行锻炼。

活动监控

可穿戴设备能够追踪和记录心率、体力活动水平、睡眠模式和热量摄入等健康指标，从而为监测健康状况和身体对运动的反应提供有用的信息。

如何进行锻炼

随着年龄的增长或慢性病的发病，保持积极的心态和健康的身体变得越来越重要。锻炼可以保护心绞痛等心血管疾病患者的心脏功能，抗阻力训练有助于维持骨量和防治骨质疏松症，拉伸和灵敏度训练可以改善关节功能。为解决上述问题，必须制订个性化的锻炼计划。适当的专业建议、监督和监测可以提高锻炼的成功率和安全性。

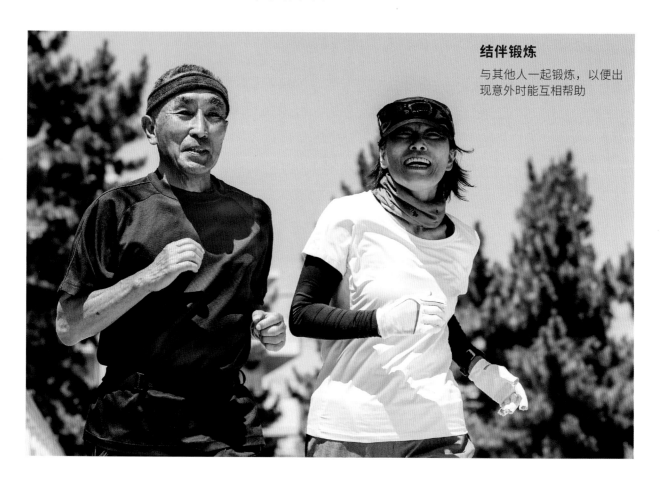

结伴锻炼
与其他人一起锻炼，以便出现意外时能互相帮助

了解身体的极限

锻炼的频率、强度、时间、类型和周期取决于个人的身体素质。在开始锻炼或实施康复计划之前，要先进行临床评估和运动测试，并将可能影响人体对运动反应的因素（如药物或起搏器）考虑进来，以确保安全。监测运动强度的两个重要指标是当前心率占最大心率的百分比和自感用力度。

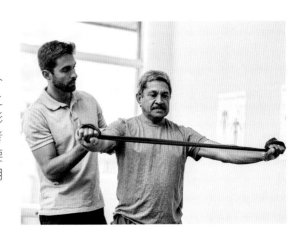

在监督下进行锻炼

理疗师等专业人员会针对个体的不同情况，制订适合的锻炼计划。个体需要在专业人员的监督下，采用正确的方式进行锻炼。

最大心率可用220减去年龄得出

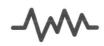

特别注意事项

在实施任何一项锻炼计划之前，都应该先咨询医生，以确保所要进行的运动是安全和有益的。如果感到头晕、不适或出现任何疼痛（包括肌肉或胸部疼痛），请立即停止运动并寻求帮助。

慢性病	特别注意事项	推荐的锻炼方式
糖尿病	• 监测血糖水平，防止低血糖 • 保持水分充足 • 监测心率和血压 • 需要特别注意足部护理并预防溃疡 • 与同伴一起锻炼	• 抗阻力训练 • 有氧运动
心血管疾病	• 某些药物（如β受体阻断药）或起搏器可能会影响运动时的心率 • 在监督下进行锻炼，如果出现不适应立即停止	• 中等强度的心血管运动和抗阻力训练
肥胖	• 通过运动与饮食相结合的方式减重 • 多加注意，以防受伤	• 重视有氧运动
骨质疏松症	• 多加注意，以防跌倒	• 普拉提、太极 • 负重和抗阻力训练
关节炎	• 减少冲击关节的重复性动作 • 使用合适的装备，如缓冲良好的减振鞋 • 运动前的充分热身和运动后的放松可以减少疼痛	• 优先考虑能扩大关节活动范围的运动 • 选择对关节影响较小的活动，如散步、游泳或骑自行车 • 适当的功能性运动，如坐立转换、上下台阶
癌症	• 先进行短时间的低强度运动 • 根据治疗阶段改变运动类型和强度 • 避免不运动 • 如果出现骨转移，则可能需要减少冲击性运动	• 取决于癌症类型和治疗方法 • 团体运动，如骑行或打保龄球

保护骨骼和肌肉

骨骼和肌肉是动态的身体组织，可以通过不断调整来适应所承受的力。虽然人体的骨架大小和肌肉强度是由基因决定的，但是通过采取一定的措施（如健康饮食和定期锻炼），也可以保持或增强骨骼和肌肉。

健康的骨骼

骨量会随着年龄的增长而逐渐下降。女性绝经后，会由于雌激素缺乏导致骨量减少。骨质疏松症是一种以骨量减少、骨脆性增加、易发生骨折为特征的全身性骨病。为了保持最佳骨量，需要做到以下几点。

- 积极锻炼。
- 补充足够的蛋白质、钙和维生素D。
- 保持健康的身体质量指数（BMI）。
- 避免吸烟。
- 减少酒精摄入量。
- 保持平衡性、灵敏度和协调性，防止跌倒。

骨量减少

右图显示了骨量（与骨骼中存储的钙量相关）是如何随年龄增长而自然减少的。在日常生活中，人们很难察觉到骨量的变化，要咨询医生才能知道自己患骨质疏松症的风险。

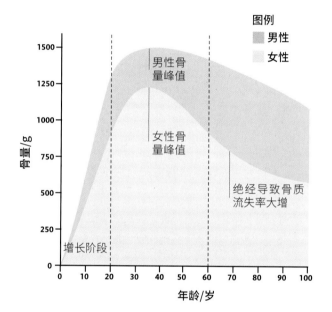

图例
- 男性
- 女性

男性骨量峰值

女性骨量峰值

绝经导致骨质流失率大增

增长阶段

骨量/g

年龄/岁

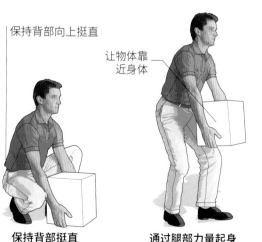

保持背部向上挺直

让物体靠近身体

保持背部挺直　　通过腿部力量起身

防止跌倒和受伤

通过瑜伽或太极等运动可以增进身体的力量、平衡性和灵敏度，从而降低跌倒的风险。防止跌倒和受伤的其他措施还包括避免或减少饮酒、检查视力、让医生检查自己正在服用的药物。为避免在家中跌倒，还应及时清除杂物与裸露的电线，在光滑的地面铺上防滑地毯，确保照明良好，随时擦拭溢出物，避免穿容易打滑的鞋子。

举起重物的正确方法

抬重物时，应充分利用腿部肌肉，以防背部拉伤。抬重物前，应保持膝盖弯曲、背部挺直，尽可能平稳地完成动作。

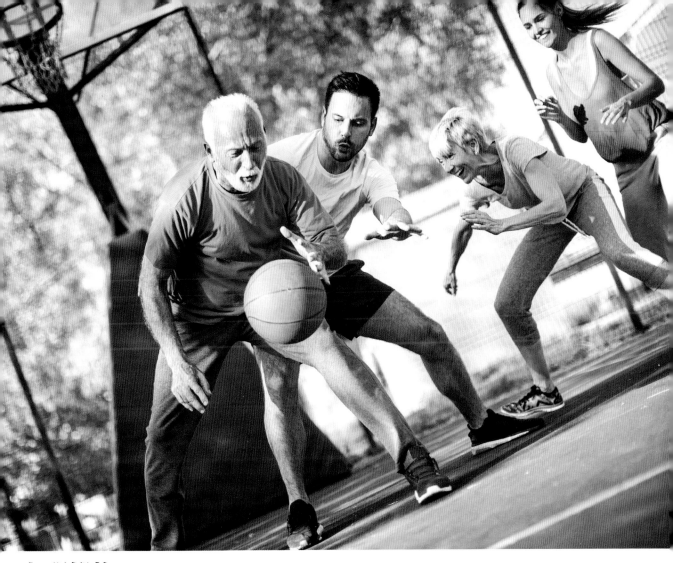

加强锻炼

多进行负重训练和肌肉强化训练，可保持骨骼强壮、刺激肌肉生长。一般情况下，健康的成年人每天应保证20～30min中等强度运动，骨质疏松症患者应保证20min低强度运动。要尽量避免长时间坐着不动。以下是一些锻炼建议。

- 低冲击运动：散步、爬楼梯。
- 中等冲击运动：跳舞、慢跑、快跑、团体运动和球拍运动、跳绳。
- 高冲击运动：篮球、星形跳跃和田径项目。

想要增强肌肉力量，可以进行抗阻力训练，如使用自由重量、阻力带或自身体重的运动。运动前一定要热身、拉伸，运动中要逐渐增强力量，以免受伤。

适度的冲击运动

打篮球会加大骨骼和关节的压力，因此在打篮球时要格外小心。不过，这类运动非常有助于提高协调性、灵敏度和平衡能力。

健康饮食

做到健康均衡饮食，摄入充足的蛋白质、钙和维生素D，对强健骨骼和肌肉至关重要。成年人每天至少需要700mg的钙；老年人和哺乳期女性每天需要高达1.25g的钙。维生素D可帮助人体有效吸收和利用钙，通过日照（每天10～30min）、饮食（如油性鱼类、鸡蛋和强化谷物）或补充剂即可获取维生素D。

保持皮肤健康

皮肤对身体有着十分重要的作用。例如，皮肤可以调节体温，经阳光照射后可以合成对骨骼健康至关重要的维生素D。

日常皮肤护理

无论是日常的饮食、睡眠，还是心理压力过大，都会对皮肤造成影响。均衡饮食（如食用水果、蔬菜和含有天然油的食物）有助于保持皮肤健康。多喝水可以让皮肤水分充足。少饮酒或不饮酒可以防止脱水。体重反复升降会对皮肤造成损害，所以千万不要追求速成节食，而要尽量控制好体重。另外，吸烟会破坏皮肤中的胶原蛋白，使皮肤因为缺乏弹性和韧性而过早老化。

巨大的心理压力可能会引发湿疹等疾病，所以要学会管理压力。睡眠不足也会损害皮肤；反之，良好的睡眠则可以促进血液流向皮肤，帮助皮肤修复和再生。每天清洗可以防止皮肤感染，但要避免使用碱性较强的肥皂，因为它们会破坏皮肤中天然油脂的平衡。如果皮肤非常干燥，可以使用润肤剂代替香皂。为了抵御紫外线对皮肤的伤害，可以使用防晒霜。此外，为了保持皮肤健康，还应该定期检查皮肤，一旦发现皮肤颜色异常或有不明印迹，应及时就诊。

预防皮肤感染

腹股沟、腋下等部位通常比较温暖、潮湿，容易受到真菌感染，对这些部位进行清洗后要擦干。如果皮肤被动物咬伤或有划痕，要先覆盖住伤口再清洗，以防细菌感染。

足部护理要点

- 每周至少检查一次足部是否有疼痛、发红或发麻症状。如果有糖尿病或血液循环问题，还应增加检查频率。
- 保持足部凉爽和干燥——温暖、潮湿的环境更容易引发脚部真菌感染（如脚气病）。洗脚后要完全擦干双脚（包括脚趾缝）。
- 天气炎热时，应穿上由透气材料和非合成材料制成的、通风透气性较好的鞋子。
- 经常更换鞋，尤其是在运动后；要穿吸水性较强的棉袜。
- 在干燥的皮肤（尤其是脚后跟）上涂抹保湿霜，以防止皮肤皲裂。
- 疣和跖疣是由人乳头瘤病毒（HPV）引起的，可通过皮肤和污染物品进行传播，因此在公共浴场应尽量自带拖鞋，避免与他人共用鞋袜或毛巾。

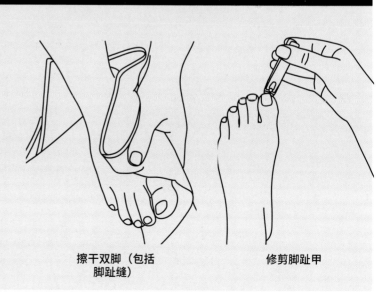

擦干双脚（包括脚趾缝）　　　　修剪脚趾甲

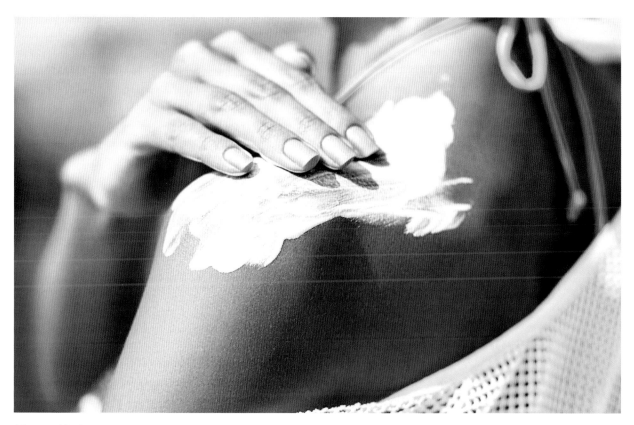

使用强效防晒霜

在外出前30min大量涂抹防晒系数为30或50（针对皮肤很白的人）的防晒霜，可以抵御紫外线对皮肤的伤害。每过2h或在游泳之后，要重新涂抹。

抵御紫外线

来自太阳（或晒黑灯、日光灯）的紫外线辐射会损害皮肤，是导致皮肤老化和皮肤癌的主要原因。减少皮肤受损的风险才能有效保护皮肤。

- 涂抹强效防晒霜，但要记住它只是一个"过滤器"，并不能阻挡所有光线。
- 遮盖皮肤，戴上防紫外线的太阳镜。
- 待在阴凉处，尤其是在上午11点至下午3点之间。
- 不要使用晒黑灯和日光灯。

戴上宽边帽

戴上帽檐为5~7.5cm的宽边帽，可以更好地保护那些常暴露于强烈阳光下的部位，如头皮、耳朵、眼睛、前额和鼻子等。

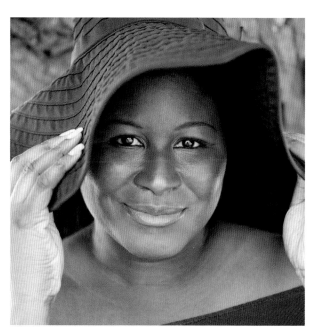

保持耳朵健康

通过健康饮食和运动健身保持健康的身体状况，可以最大限度地减少听力障碍出现的概率，降低因自然衰老而导致听力损失的可能性。噪声太大会损坏内耳，导致不可逆的听力损失。

保护听力

超过一半的听力损失是可以预防的。很多感染都会引发听力障碍，因此要确保所接种的疫苗是最新的。保持耳内清洁、干燥可以防止感染，因此在游泳或淋浴时最好戴上耳塞。

要时刻关注周围的噪声，不能把耳机、扬声器或电视的音量调得过大。在嘈杂的环境中工作，或是在家中使用电钻等噪声很大的工具，一定要戴上护耳器。

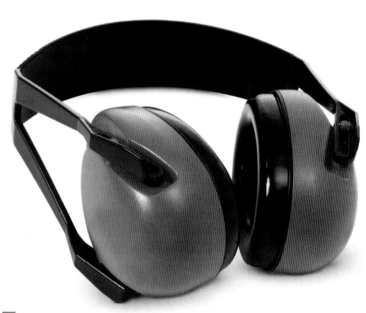

 全球有超过10亿的年轻人因为听音乐时音量太高而面临听力受损的风险

护耳器

护耳器有多个防护等级，可保护听觉免受有害噪声的损伤。在噪声较大的工作场所，更应佩戴护耳器。

可重复使用的耳塞

这种耳塞不仅可以防止耳朵进水，还能促进睡眠。不过，这种耳塞需要定期清洁，以降低耳朵感染的风险。

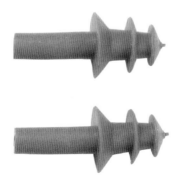

清洁耳朵

虽然耵聍可以保护耳道，但如果过少或过多则会导致耳道感染。外耳可用毛巾和温水擦拭；耳道由于具有自净能力，所以不要将任何物品塞入耳道，尤其是棉签，因为这样可能会把耵聍推得更深，甚至损伤鼓膜。若耳内有积垢，可每天分两次滴入数滴橄榄油，几天后耵聍就会软化，然后自行脱落。非处方耵聍滴耳剂也可用于软化耵聍。若以上方法均无效，则应咨询医生。

保持眼睛健康

多吃富含维生素、矿物质的水果和蔬菜，保证充足的睡眠，对于保持眼睛健康至关重要。定期检查眼睛有助于尽早发现视力问题，也可检测出其他潜在的健康问题。

保护眼睛

- 保持良好的卫生习惯，防止感染。用脱脂棉和温水擦拭眼睛周围；左、右两只眼睛不能混用眼垫；睡觉前要把眼妆擦拭干净。
- 戒烟、限酒，因为吸烟和饮酒会增加眼部患病的风险。
- 夏日阳光强烈，需戴太阳镜。如对花粉过敏，可戴环绕式太阳镜。身处雪地中，即使天色昏暗也要戴深色护目镜。
- 如果是在灰尘较大或有化学品的环境中工作，一定要戴护目镜。接触化学品后，切勿触摸眼睛。
- 在计算机屏幕前工作时，每20分钟应休息一次，眺望6m以外的物体至少20s，以缓解眼部疲劳。

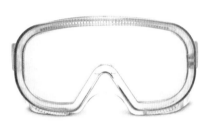

环绕式安全护目镜

如果工作场所存在可能进入眼睛的灰尘、颗粒或化学物质，建议戴环绕式安全护目镜。开始作业前，需确保护目镜已戴牢固。

戴太阳镜

来自太阳（或晒黑灯）的紫外线辐射可导致多种眼部疾病，如白内障等。外出时，建议戴能有效阻挡紫外线的优质太阳镜，同时戴上宽边帽。

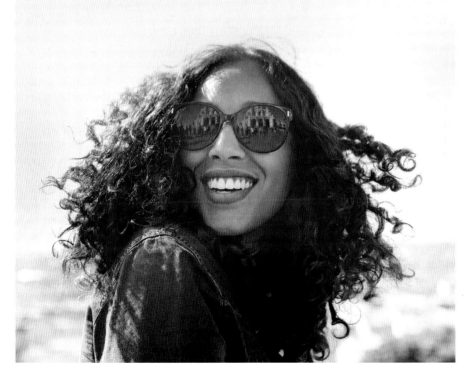

维生素A和维生素C有助于保持良好的视力

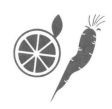

维护性健康

性生活是人类生活的重要组成部分，影响着人的身心健康、情感健康甚至社会幸福感。健康的性生活需要对自己和他人有充分的了解和尊重，采取安全性行为。

安全性行为

维护性健康，最重要的是防止意外怀孕和避免性传播感染。防止怀孕的避孕药的种类很多，可以根据个人情况选择使用。避免性传播感染的最有效方法是使用避孕套和控制性伴侣数量。正确使用避孕套，可以有效预防艾滋病、衣原体感染和淋病等性病，降低生殖器疱疹、梅毒和人乳头瘤病毒等的感染风险。使用避孕套时，不要使用油性润滑剂和凡士林，因为它们可能会损坏避孕套或导致避孕套撕裂，而应使用水性润滑剂。

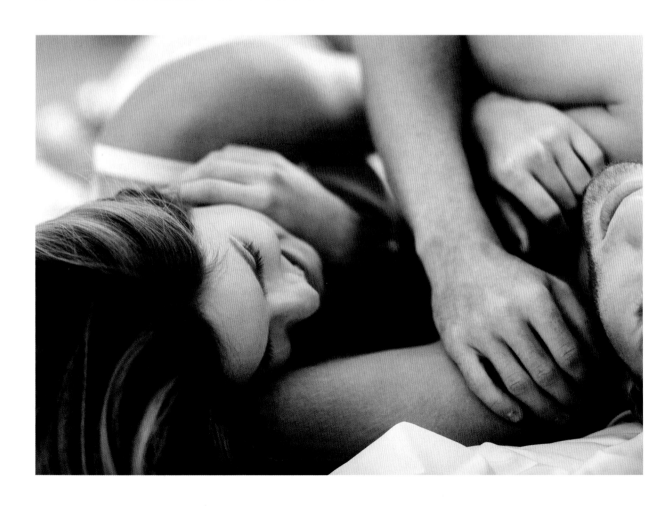

定期检查的重要性

有些人会出现性传播感染的症状，如不寻常的分泌物、出血、溃疡、皮疹或瘙痒，不过大多数人不会有症状，因此，对于正在更换性伴侣或有多个性伴侣的人来说，最好是定期进行检查。在与新伴侣进行性接触前，最好先进行检查。如果在性交时发现避孕套破裂，或者怀疑性伴侣可能有性传播感染，应及时就诊，因为有些感染会引发癌症或导致不孕不育。如果被诊断为性传播感染，应如实告知现在和以前的性伴侣。

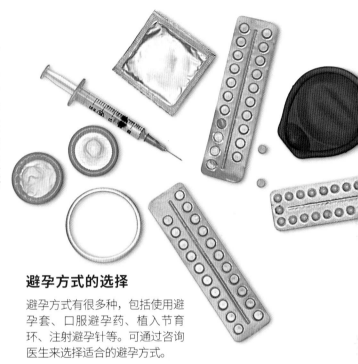

避孕方式的选择

避孕方式有很多种，包括使用避孕套、口服避孕药、植入节育环、注射避孕针等。可通过咨询医生来选择适合的避孕方式。

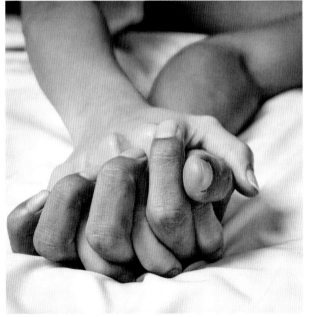

保持安全

以双方都感到舒服的方式享受性生活。如果有任何一方被诊断为性传播疾病，那么在治愈前应禁止性行为。

据估计，全球每年约售出60亿~90亿只避孕套

提高生育能力

提高生育能力的关键在于通过均衡饮食和定期锻炼保持身体健康。女性体重过重或过轻都会影响排卵，受孕的最佳身体质量指数（BMI）为20~25。研究证实，吸烟会降低女性的生育能力，对男性精液的质量也有一定影响。备孕女性应避免饮酒，因为酒精不仅会影响生育能力，还会给胎儿健康带来潜在的风险。男性饮酒不得超过每日最大饮酒量，因为过量饮酒会影响精子质量。此外，经常泡热水浴和吸食毒品也会影响精子质量。

保持心理健康

心理健康与身体健康同等重要，两者密切相关、相互影响。一方面，人在与身体疾病作斗争时，更容易出现心理健康问题；另一方面，如果无法正确应对压力和焦虑，也会增加身体患病的风险。

影响心理健康的因素

科学研究表明，身和心之间有着十分紧密的联系——思维方式会影响感觉，进而影响行为方式。影响心理健康的因素有很多，其中不少因素是可控的。加强锻炼、健康饮食、学会管理压力、保证充足且高质量的睡眠，都有助于保持心理健康。此外，社会因素（如与他人关系好坏及联系次数）也会对心理健康产生重要的影响。吸烟、饮酒或吸食毒品则会损害心理健康。

保持正能量

每个人都有追求幸福的内在动机。右图所示的心理模型展示了影响幸福感的五大要素。了解这五大要素，学会在日常的思考和行动过程中运用它们，可以提高适应能力，减轻压力和焦虑。

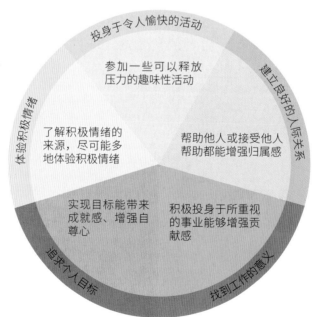

投身于令人愉快的活动

参加一些可以释放压力的趣味性活动

建立良好的人际关系

体验积极情绪

了解积极情绪的来源，尽可能多地体验积极情绪

帮助他人或接受他人帮助都能增强归属感

实现目标能带来成就感、增强自尊心

积极投身于所重视的事业能够增强贡献感

追求个人目标

找到工作的意义

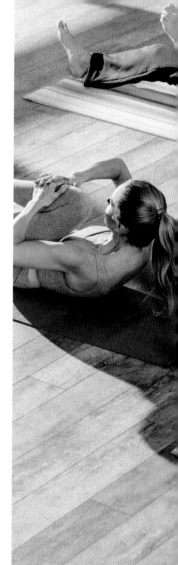

人际交往

人是社会性动物，渴望与他人交往。参加体育活动不仅可以增进身体健康、改善情绪、增强自信、获得成就感，而且还能找到志趣相投的伙伴。

每天30min的低强度有氧运动有助于改善情绪

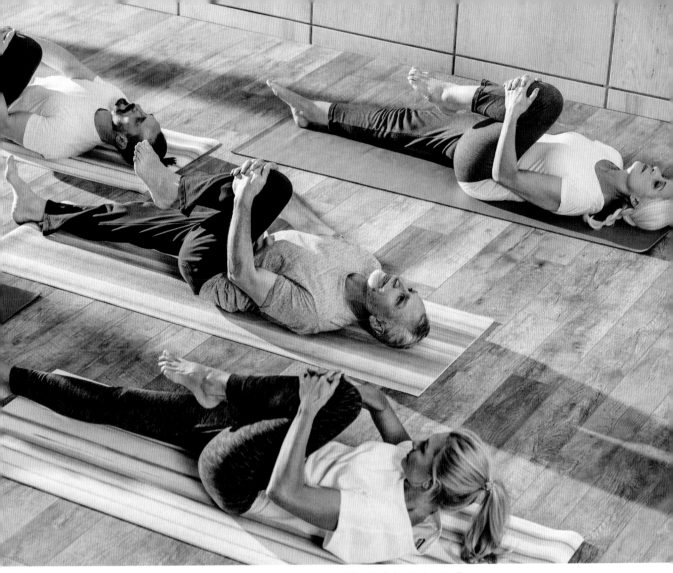

保证高质量的睡眠

人体每天大约需要7h睡眠来恢复精神与体力。如果睡眠质量不佳，可进行以下尝试。

- 创造安静、放松的睡眠环境，把电视、手机和平板电脑放在卧室外，因为这些设备发出的蓝光会刺激大脑、影响睡眠质量。
- 有规律的睡眠可以刺激褪黑素（一种睡眠激素）的产生，提高睡眠质量；设置定时起床的闹钟。
- 进食时间控制在睡前2～3h，使机体在入睡前完成食物消化。
- 运动会刺激皮质醇（一种应激激素）的分泌，影响睡眠质量，因此要避免在睡前4h内运动。
- 戴上眼罩，隔绝光线。

学会管理压力

大脑在压力下会释放皮质醇。持续的皮质醇高水平会导致高血压、扰乱睡眠，严重的还会影响心理健康。以下方法可降低皮质醇水平。

- 定期锻炼可以缓解精神压力和焦虑。
- 向朋友或家人倾诉；谈论内心感受可以减少焦虑。
- 思考哪些特定的情况或人员会增加压力，学会避免、预防或更好地应对这些情况或人员。
- 控制使用社交媒体的时间；不在生活上攀比。
- 利用呼吸练习进行放松。当感到焦虑时，停下来，静坐，吸气数到4，然后呼气数到8，不断重复，直至放松下来。

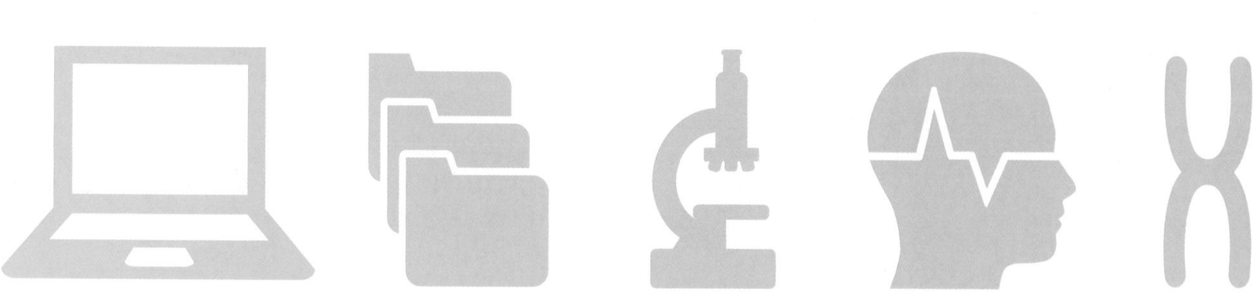

II

其他检查与记录表

其他医学检查

很多医学检查都可用于评估健康状况、疾病早期筛查，或是在出现症状后诊断疾病。以下内容概述了一些主要用于诊断疾病的常见检查。

胸部扫描

这张彩色的胸部磁共振增强扫描图显示了健康人的心脏（中间的大片红色区域）和血管。

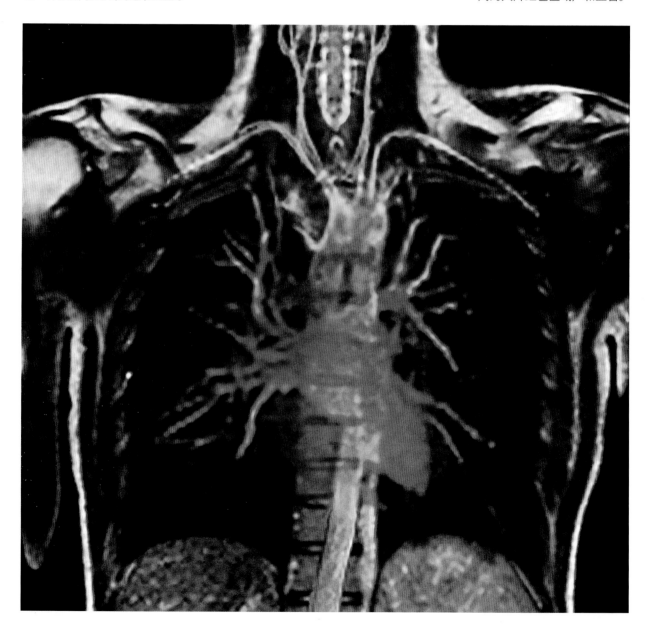

血管和呼吸系统检查

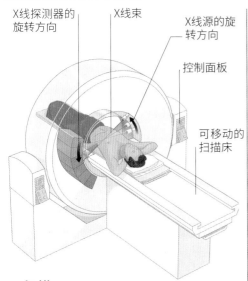

CT扫描

受检者平躺在扫描床上，被缓慢移至扫描区。扫描期间，X线源和探测器会围绕受检者的身体旋转。

胸部电子计算机断层扫描

电子计算机断层（CT）扫描是利用X线从不同角度穿过人体拍摄图像，计算机对X线信息进行处理后，可生成人体内部结构的横截面图像。有时候，受检者在扫描前需要注射对比剂（造影剂），以便使人体组织更加清晰可见。胸部CT扫描可用于检测肿瘤、气管狭窄或阻塞、心脏或其附近血管的结构问题。

胸部磁共振成像扫描

在磁共振成像（MRI）中，强磁场刺激细胞发射无线电信号，然后由计算机处理这些信号，从而生成人体结构的详细图像。在某些情况下，使用造影剂可使人体组织更加清晰可见。胸部MRI扫描可用于筛查肿瘤或肺部、心脏、血管、血流等的异常问题。进行胸部MRI扫描时，受检者也是平躺在扫描床上。

磁共振血管造影

磁共振血管造影（MRA）是MRI扫描的一种形式，用于血管成像。在扫描前通常要给受检者注射对比剂，以使血管更加清晰可见。MRA常用于检查可能导致血流减少的原因，如动脉变窄、阻塞、损坏，或是血管结构异常。胸部MRA可用于检查冠状动脉、主动脉或肺动脉。

颈动脉彩超检查

颈动脉彩超检查是一种特殊的超声波扫描，它使用非常高频的声波对颈动脉中的血流生成图像，并实时显示出来。放射科技师通过图像能够立即观察到流经受检者的颈动脉的血流。该项技术能够检测出受检者的血管是否狭窄及狭窄程度、有无闭塞等情况，从而判断受检者是否有卒中的风险。

扫描颈动脉

放射科技师在受检者颈部涂抹耦合剂，然后在皮肤上移动换能器，扫描动脉。整个过程快速且无痛。

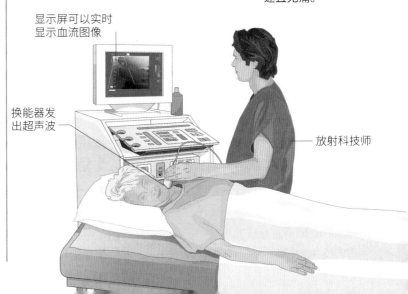

血管造影

血管造影是一种医学成像技术，可用于检测心血管疾病，如冠状动脉狭窄或动脉瘤。检查时，医务人员将一根细长、柔软的导管插入受检者腹股沟或手腕处的动脉，将导管引导至检查区域，再向导管内注射造影剂。当造影剂通过检查区域时，会吸收X线，从而清晰地显示出心脏结构和血管。

支气管镜检查

检查时，医务人员将支气管镜插入受检者的鼻子或口腔中，慢慢将支气管镜引导至下呼吸道。支气管镜的顶端有一个灯和一个摄像头，医生可以通过目镜或显示器直接观察气道。支气管镜检查可以发现炎症或肿瘤等问题。医生还可以通过支气管镜使用小工具去除异物或采集组织样本（活检）。

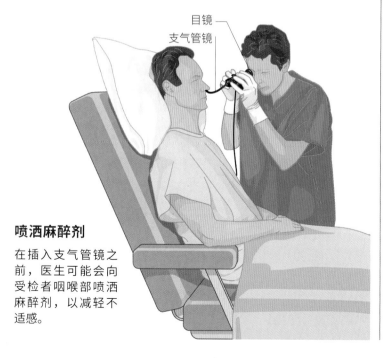

目镜
支气管镜

喷洒麻醉剂

在插入支气管镜之前，医生可能会向受检者咽喉部喷洒麻醉剂，以减轻不适感。

血液和免疫系统检查

过敏原检测

如果患者有流鼻涕、眼睛发痒或皮疹等症状，医生往往会要求进行血液检测，以找出病因。出现过敏反应时，免疫系统会过度反应，使免疫球蛋白E（lgE）增多。通过检测血液样本中是否存在lgE，可以确定上述症状是否由过敏引起。针对不同的过敏原会产生不同的lgE。如果症状确实是由过敏引起的，血液中就会检测出与过敏原相对应的特异性lgE。

食物过敏原检测

食物过敏或不耐受会引起腹胀、腹痛、腹泻、恶心、呕吐、气喘、打喷嚏、皮疹和眼睛干痒等症状。检测食物过敏原的方法之一是饮食排除法，即停止食用引发症状的可疑食物或成分（如食品添加剂）2～6周，观察症状是否得到缓解，再重新摄入该食物或成分，观察是否会出现与停食前相同的症状。如果上述症状在停食期间确实得到了缓解或消失，而在重新摄入可疑食物或成分后又再次出现，那么基本可以确定受检者对该食物过敏或不耐受。医生可能会要求受检者记录下这段时期内每天的饮食，以观察受检者症状的变化。

肿瘤标记物检测

肿瘤标记物是机体对癌症产生反应之后产生的物质，或是由癌细胞本身产生的物质（最常见的是蛋白质）。这些标记物可以在血液、尿液、其他体液、粪便和某些身体组织中检测出来。医生会将采集的体液（通常是血液）或组织样本送往实验室，检测其中是否存在肿瘤标记物及其水平。医生可以通过肿瘤标记物检测来诊断癌症、制订治疗方案、监测治疗效果。

消化和内分泌系统检查

消化系统磁共振成像

腹部和盆腔的磁共振成像（MRI）是使用强磁场和无线电波对消化道（口腔、咽喉、食管、胃、小肠和大肠）和消化器官（如肝脏和胰腺），以及其他与消化系统相关的结构（如血管）进行扫描、成像。消化系统磁共振成像可用于识别或评估因肿瘤、消化道狭窄或堵塞、肝硬化、胰腺炎或炎症性肠道疾病（如克罗恩病、溃疡性结肠炎）引起的病变。在进行一些特殊部位的MRI扫描时，受检者需要在扫描前服用造影剂，这样生成的图像会更加清晰。

粪便显微镜检查

如果因食物中毒或疑似消化道感染而出现严重腹泻，医生会要求提供粪便样本进行分析。研究人员可以在显微镜下检查粪便样本中的寄生虫（如蛲虫）、寄生虫卵或幼虫。样本也可用于检测有害细菌或白细胞，以诊断是否存在感染。

胃镜检查

检查时，医生会从受检者喉咙插入一个细长而灵活的观察仪器（胃镜），观察食管、胃和十二指肠。胃镜前端有一个灯和一个摄像头，摄像头会将图像发送到显示屏上。胃镜既可用于检查上消化道问题（如消化不良、吞咽困难、胃溃疡、胃出血或食管狭窄），也可用于采集组织样本、去除赘生物或异物、止血和扩张狭窄部位。

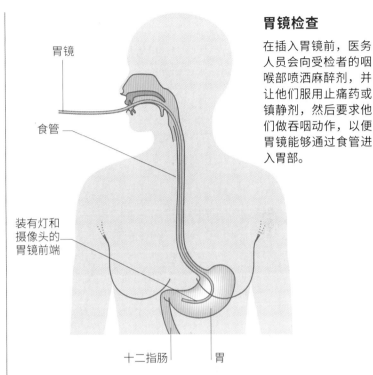

胃镜

食管

装有灯和摄像头的胃镜前端

十二指肠

胃

胃镜检查

在插入胃镜前，医务人员会向受检者的咽喉部喷洒麻醉剂，并让他们服用止痛药或镇静剂，然后要求他们做吞咽动作，以便胃镜能够通过食管进入胃部。

甲状腺扫描

扫描前，医生会给受检者注射或让其口服少量的放射性物质（通常是容易被甲状腺吸收的放射性碘），然后等待一个或多个小时让碘被甲状腺吸收，再使用伽玛照相机拍摄受检者的喉咙，检测碘的放射性，生成甲状腺的图像。甲状腺扫描可用于检测甲状腺中的肿瘤或结节，或是在甲状腺癌手术后用于检测残留的癌细胞。

生殖系统检查

精子数量

如果每毫升精液中有超过1500万个精子，且有活动能力的精子超过50%、正常形态的精子超过30%，则表明精子数量正常。

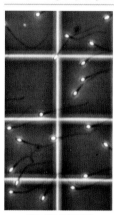 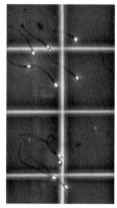

精子数量正常　　　　精子数量偏少

精液分析

对于积极备孕却一直怀不上孩子的夫妇，医生会建议他们进行生育检查。针对男性的生育检查主要是精液分析。医生只需通过显微镜观察精液样本，便可以对精子的数量和质量做出评估。如果精子数量少、形态异常、活动能力差，则表明男性可能存在生育问题。另外，男性在做了输精管切除术后也可能要进行精液分析，以确定他们的精液中不再有精子。

性激素检测

男女体内都有雌激素和雄激素，只不过男性体内以雄激素为主，女性体内以雌激素为主。医生可以通过血液检测来评估雄激素、雌激素和孕酮（只有女性才有的性激素）的水平，进而对不育不孕症、与性激素相关的肿瘤、男性勃起功能障碍、女性月经问题或多囊卵巢综合征等疾病做出诊断。检测结果也可用于判断是否存在性早熟、青春期发育延迟或女性过早绝经。除了对雄激素、雌激素和孕酮的水平进行评估外，血液检测还可用于评估促黄体生成素（由下丘脑产生）和促卵泡激素（由脑垂体产生）的水平。

乳腺超声扫描

如果在乳腺中摸到有肿块，或者在乳腺X线检查中查到有肿块，那么需要通过乳腺超声扫描做出进一步诊断。乳腺超声扫描使用高频声波生成乳腺组织的图像，具有快速、安全、无痛的特点。通过观察图像，医生可以判断出乳腺中的肿块是液性囊肿（在图像中显示为暗区）还是实性肿块（在图像中显示为灰白色）。乳腺超声扫描还可用于指导乳腺活检等检查。

乳腺活检

活检是"活体组织检查"的简称，指从活体组织中采集的样本进行检验。对乳腺肿块的活检，可采取细针抽吸法——将细针插入肿块中抽取细胞或液体样本。为了采集更大的样本，医生往往会采用穿刺法或打孔法。这两种方法都需要对受检者进行局部麻醉。通过在显微镜下观察活检样本，医生可以确认是否有癌细胞。如果受检者乳腺中有液性囊肿，医生可以在活检过程中清除液体，这样一来囊肿就可能会自行消退。

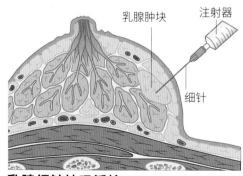

乳腺细针抽吸活检

通过触诊或超声波可以对乳腺肿块进行定位。将细针插入肿块后，可以从乳腺肿块中抽取细胞样本或液体。

皮肤和骨骼系统检查

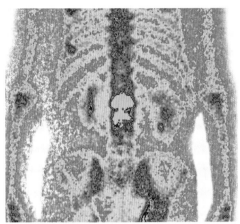

骨密度扫描图

上图是一张上色后的扫描图，图中的粉色、紫色和黄色分别代表骨密度的低、中和高。从扫描图可知，脊柱上的大片粉色表明该部位已受到骨质疏松症的影响。

骨密度扫描

DEXA扫描（双能X线吸收测定法）是目前比较流行的一种骨密度扫描方法。它使用低剂量的X线来评估骨密度，主要用于诊断骨质疏松症（一种使骨骼变得脆弱和易折的疾病）。对于易患骨质疏松症的人群——包括绝经后妇女，吸烟者，肾脏、肝脏或甲状腺病患者，以及正在服用可能导致骨质流失的药物（如皮质类固醇）的人，医生会建议他们进行骨密度扫描。

皮肤活检

皮肤活检指将采集到的异常皮肤样本放在显微镜下观察，以帮助诊断皮肤癌、细菌或真菌感染、银屑病等。采集样本时，医生会先对异常区域进行局部麻醉，然后采用刮削法（针对表层皮肤）或切除法（针对深层皮肤）来获取样本。在某些情况下，医生可能会切除整个病变（如痣）部位。为了更好地观察样本，异常皮肤周围的一小部分正常皮肤也会被一同采集。

神经系统检查

脑部影像检查

电子计算机断层（CT）扫描、磁共振成像（MRI）等技术可用于显示脑部结构、识别肿瘤或脑损伤部位。通过脑部影像检查，还可以显示大脑的活动。例如，脑功能磁共振成像（fMRI）可用于确定大脑在执行某项任务或受到外界刺激时哪些部位被激活。再如，正电子发射断层扫描（PET扫描）可用于生成大脑活动的图像。进行PET扫描时，医生会将放射性示踪剂注入受检者的静脉，然后使用特殊的扫描仪来测量示踪剂在大脑不同部位发出的辐射。辐射水平越高，大脑部位越活跃。

脑电图

脑电图（EEG）使用连接到头皮的电极检测大脑中的电活动，可用于诊断癫痫、脑损伤，以及睡眠、记忆或行动方面的问题。执行不同任务时，大脑活动会表现为不同的描记图。如果脑电图异常，则表明受检者可能有脑部疾病。

脑电图检查

脑电图检查通常需要30min左右，整个过程是无痛的。受检者在执行各种简单的任务（如睁眼或闭眼）时，脑电图仪会记录下大脑

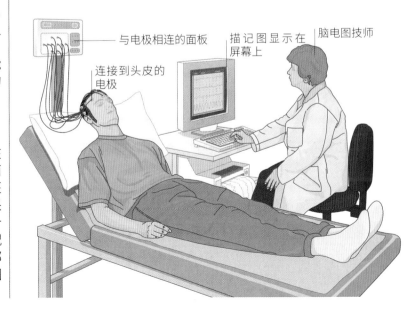

与电极相连的面板

描记图显示在屏幕上

脑电图技师

连接到头皮的电极

自主神经系统检查

自主神经系统可以在无意识的情况下调节人体的心率和血压等。影响自主神经系统的问题可能会引发各种症状，如直立性晕厥。这些问题既可能单独出现，也可能作为疾病（如帕金森病）的一部分出现。通过测量受检者做不同动作时的血压、心率和心律，可以对自主神经系统的功能进行测试。这些不同的动作包括深呼吸、瓦尔萨瓦动作（捏鼻闭口呼气）、倾斜试验（由平卧位快速变成倾斜位）。

神经传导检查

神经传导速度测定

技师使用刺激器刺激特定的神经，同时在该神经上方的皮肤表面放置记录电极，以便监测该神经发出的信号。计算机分析信号，并以描记图的形式将其显示在屏幕上。

神经传导检查包括两项通常一起完成的检查——肌电图（EMG）检查和神经传导速度（nerve conduction velocity，NCV）测定，其目的在于研究任何可能导致大脑和四肢之间神经信号传导异常的问题。肌电图（EMG）检查指将一根细针插入肌肉中，然后由肌电仪记录下肌肉休息和活动时的神经信号；神经传导速度测定则是通过刺激神经来测定神经反应信号沿神经传播的速度。两者的检查结果都会以描记图的形式显示在屏幕上。

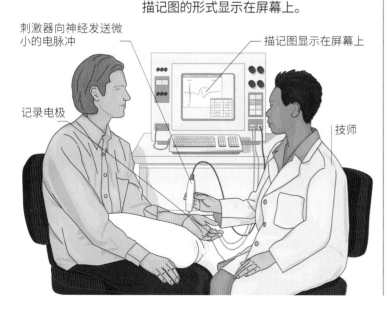

刺激器向神经发送微小的电脉冲

记录电极

描记图显示在屏幕上

技师

染色体和基因检测

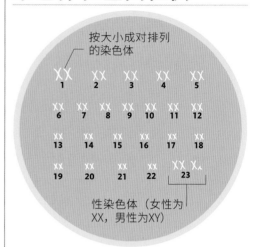

按大小成对排列的染色体

性染色体（女性为XX，男性为XY）

观察染色体

通过对血液或组织样本中的染色体进行染色，能使其形状变得清晰可见。在显微镜下观察样本，可以将人类的染色体分成22对常染色体和1对性染色体（女性为XX，男性为XY）。这种对一个体细胞中的全部染色体按一定方式进行的排列，称为染色体核型。

染色体检查

DNA又称脱氧核糖核酸，主要位于细胞核内，是生物体内主要的遗传物质。在细胞核内，每一条长长的DNA与蛋白质组成染色体。正常人的体细胞中有23对（46条）染色体，包括22对常染色体和1对性染色体。而对某些病人来说，他们的体细胞中天生就有多余的、缺失的或异常的染色体。例如，唐氏综合征（又称21-三体综合征）患者比正常人多了一条21号染色体。再如，患有特纳综合征（又称先天性卵巢发育不良综合征）的女性要么只有1条X染色体，要么2条X染色体中有1条是异常的。染色体检查的对象是那些有染色体疾病的人、有高风险遗传性疾病的夫妇、反复流产的妇女、未出生的胎儿或新生儿。进行染色体检查时，需要将血液

（或孕妇的羊水）样本送往实验室，然后从样本中分离出染色体，再按大小进行排列，以便发现可能存在的染色体数目异常或结构畸变。

基因检测

某些遗传性疾病（如囊性纤维化和镰状细胞病）是由特定基因的异常引起的。那些疑似患有这类疾病的人、近亲属被确诊为或疑似患有遗传性疾病的人，或是有可能将遗传性疾病传给孩子的人，需要做基因检测。有时候，基因检测还可用于检查是否存在与某些疾病相关的特定基因（如与乳腺癌风险增加相关的BRCA1和BRCA2基因）。基因检测通常只需采集血液样本或口腔黏膜细胞。对孕妇而言，可以使用羊水或胎盘组织样本。将采集到的样本送往实验室处理，便可发现未出生胎儿可能存在的基因异常。基因检测的结果可能会难以理解，建议向专业人士进行咨询。

心理测试

依赖性评估

酒精或药物成瘾是因为人体对这些物质产生了依赖性，而性成瘾、赌博成瘾则是因为人体对这些行为产生了依赖性。对依赖性及其严重程度的评估，可通过各项测试来完成。测试中，医生可能会询问受检者的生活方式，也可能会用到调查依赖性行为的特殊问卷。如果医生发现受检者对酒精或其他物质确实存在依赖性，就会对受检者的尿液、血液或头发进行检测，以确定受检者体内酒精或其他物质的含量。除此之外，医生还可能会对器官功能进行检查（如肝功能检查），以确定是否存在器官损伤。上述所有测试结果都可用于制订个人护理计划。

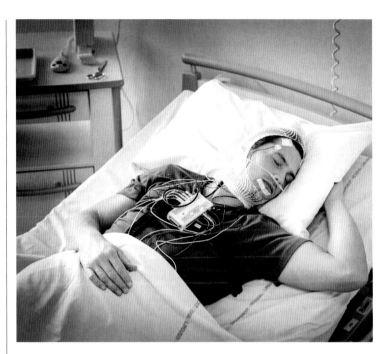

睡眠分析

如果受检者存在持续失眠、睡眠节律紊乱或打鼾等问题，医生会建议前往睡眠中心进行诊疗。睡眠中心的专家会对受检者进行评估，并通过各种测试来了解受检者存在的具体睡眠问题。其中有些测试可在家中完成，如血氧测定——在受检者手指上戴一个监测仪，从而测量睡眠时的血氧饱和度。血氧测定的结果可用于诊断阻塞性睡眠呼吸暂停等问题。有阻塞性睡眠呼吸暂停的人，在睡眠过程中会出现喉咙肌肉松弛、呼吸道变窄，从而导致呼吸中断或打鼾。其他一些测试则必须在睡眠中心完成，如多导睡眠监测。通过多导睡眠监测，可以显示出受检者的入睡时间以及所经历的睡眠阶段，测量出与呼吸、大脑活动等相关的各项身体指标。监测期间，受检者可能会被摄像机监视，以确定是否有睡眠姿势等方面的问题。受检者睡醒后，医生可能还会做进一步的测试，以评估受检者的清醒程度。

多导睡眠监测

为完成监测，受检者需在睡眠中心睡一整晚。入睡前，受检者的身体会被连上各种监测仪，以记录或测量受检者睡眠时的脑电波、眼球运动、肌肉活动、心率和呼吸。

健康筛查项目

要做哪些健康检查项目、什么时候做，这个选择其实并不容易做出。以下是不同国家推荐的健康筛查项目，受检者可据此做出自己的选择。

许多国家都有健康筛查计划，其中的建议取决于该国特定人群的健康需求。大多数面向成年人的健康筛查项目，都与预防癌症有关。

一些国家还通过立法强制要求某些人群进行健康检查。以日本为例，该国要求全职雇员每年接受强制性的健康检查，要求雇员每年接受压力测试，要求40～74岁的人每年接受特定的健康检查（旨在预防因不良生活方式导致的疾病）。此外，有些国家的法律还要求特定行业工作人员（如驾驶员）或可能接触危险物质的职工接受健康检查；有些雇主还可能以雇员接受健康检查作为雇佣的前提条件。

下面列出了某些国家建议的成年人健康筛查项目，其中不包括针对特定人群（如孕妇或糖尿病患者）的项目。需要特别注意的是，由于个人健康需求的不同，此处列举的信息并不能代替专业的医疗建议。

除了选择适合自己的健康筛查项目之外，受检者还应经常咨询专业的医疗保健人员，随时掌握个人健康状况。

血液和循环系统

- 血压。在英国，40岁以上的人至少每5年要测量1次血压。在美国，所有成年人（尤其是老年人）每1～2年要测量1次血压。在澳大利亚，所有18岁以上的男性至少每2年要测量1次血压。《健康中国行动（2019—2030）》建议，血压正常者至少每年测量1次血压。测量血压的频率取决于受检者的年龄和其他健康因素，一般建议每2～3年测量1次。

- 血糖。英国和澳大利亚建议的血糖检测频率差异很大。美国建议从45岁开始对糖尿病前期人群或糖尿病高危人群进行血糖检测。加拿大建议从40岁开始检测血糖。《健康中国行动（2019—2030）》提倡，40岁及以上的人每年至少检测1次空腹血糖，糖尿病前期人群每6个月检测1次空腹或餐后2h血糖。

- 血液胆固醇。英国建议以下三类人群进行胆固醇检测：高血压或糖尿病患者；有高血压或高胆固醇家族史的人群；年过40岁和/或超重，且从未检测过胆固醇水平的人。美国建议年轻人每5年检测1次胆固醇水平，45～65岁男性和55～65岁女性每1～2年检测1次胆固醇水平。澳大利亚建议45岁及以上的人每5年检测1次胆固醇水平。加拿大建议40岁以上的人每2年检测1次胆固醇水平。

- 腹主动脉瘤。英国为年满65岁的男性提供腹主动脉瘤的超声扫描。美国和加拿大可以为年满65岁、主动提出要求的高危人群提供腹主动脉瘤的超声扫描。其他大多数国家则没有针对腹主动脉瘤的正式筛查。

消化系统和口腔

- 肠癌筛查。老年人应当接受肠癌筛查。肠癌筛查的常见方式有粪便检查或肠镜检查（使用柔性内窥镜直接观察肠道情况）。很多国家都有全国性的肠癌筛查计划。例如，在英国，许多男性和女性会在55岁时接受1次肠镜检查，然后在60～74岁时每2年接受1次粪便检查。在意大利，50～69岁的人每2年要接受1次粪便检查，而在皮埃蒙特（意大利西北的一个区），58～60岁的人还要接受1次肠镜检查。在法国，50～74岁的人每2年要接受1次粪便检查。澳大利亚也是每2年进行1次肠癌筛查。在美国，50～75岁的人每年要接受1次肠癌筛查。在加拿大，50岁以上的人每2年要接受1次粪便检查，或者每10年接受1次肠镜检查。

● 口腔检查。在英国和美国，成年人要根据个人牙齿和牙龈健康状况的不同，每6个月或每年接受1次口腔检查。在加拿大，成年人每年要接受1次或2次口腔检查。

肌肉骨骼系统和皮肤

● 骨密度扫描。在美国，建议女性从65岁开始、男性从70岁开始每年进行1次骨密度扫描，以诊断是否有骨质疏松症。在加拿大，建议65岁以上的人进行骨密度扫描。澳大利亚和英国只为那些易患骨质疏松症的人群（澳大利亚是35岁以上，英国是50岁以上）提供骨密度扫描。

● 皮肤癌筛查。英国国家医疗服务体系（National Health Service, NHS）建议，如果觉察到痣的外观（如大小、形状或颜色）发生了变化或是出现了新的痣，应及时前往医院检查。因为这些变化很可能预示着一种恶性皮肤癌——黑色素瘤。澳大利亚和加拿大也是这样建议的。

生殖系统

● 宫颈癌筛查。在英国，女性会在25岁生日前的6个月内接到国家医疗服务体系的邀请，要求进行首次宫颈癌筛查，然后在25～49岁时每3年筛查1次，在50～64岁时每5年筛查1次。在法国和意大利，25～64岁的女性每3年要接受1次宫颈细胞学涂片筛查，30～64岁的女性每5年要接受1次HPV（人乳头瘤病毒）筛查。在美国，建议所有女性从21岁开始接受宫颈癌筛查，然后在30岁之前每3年筛查1次，在30～65岁时每5年筛查1次。在澳大利亚，25～74岁的女性每5年要接受1次宫颈癌筛查。在加拿大，25～69岁的女性每3年要接受1次宫颈癌筛查。

● 乳腺癌筛查。在英国，所有在全科医生诊所注册过的50～71岁的女性都会接到邀请，要求进行每3年1次的乳腺癌筛查。在法国和澳大利亚，50～74岁的女性每2年要接受1次乳腺癌筛查。在意大利，50～69岁的女性通常每2年要接受1次乳腺癌筛查；不过在有些地区，45～49岁的女性是每年接受1次筛查，50～74岁的女性则是每2年接受1次筛查。美国癌症协会建议，45～54岁的女性每年要接受1次乳腺癌筛查，55岁及以上的女性每2年要接受1次筛查。在加拿大，50～75岁的女性每2年要接受1次乳腺癌筛查。《中国女性乳腺癌筛查标准（T/CPMA 014—2020）》建议，乳腺癌高风险人群宜从40岁开始每年进行1次乳腺超声联合乳腺X线摄影检查，一般风险人群（除了高风险人群以外的所有适龄女性）应在45～70岁时每1～2年进行1次乳腺超声检查或乳腺X线摄影检查。

● 性传播感染。在英国，那些认为自己有性传播感染风险的人（如与新的伴侣发生过无保护措施的性行为），需要接受性传播感染检测（即使未表现出任何症状）。美国疾病控制与预防中心（Centers for Disease Control and Prevention, CDC）建议，所有13～64岁的人在其一生中至少要接受1次艾滋病病毒（HIV）检测，所有发生过不安全性行为的人则要每年接受1次检测。在加拿大，对于25岁以下的性活跃人群，建议每年接受1次衣原体和淋病筛查；对于25岁以上、有性传播感染风险的人群，建议每3年接受1次筛查。对于所有有性传播感染风险的人群，建议接受艾滋病病毒筛查。

眼睛和视力

眼科检查。在英国、美国和澳大利亚，成年人每2年要接受1次视力检查。考虑到没有任何症状和风险因素（如有青光眼等眼疾家族史）的人也可能会遭遇失明，美国还建议成年人在40岁时进行额外的眼疾筛查。此外，美国国家卫生研究院（National Institutes of Health，NIH）建议，60岁以上的人每年要接受1次散瞳检查。在加拿大，20～39岁的人每5年要接受1次视力检查，40～64岁的人每2年要接受1次视力检查，65岁及以上的人每年要接受1次视力检查。

疫苗接种记录

保存好疫苗接种记录是非常必要的。请按照下面的格式记录你的疫苗接种信息。你可以复制该表，用于记录每个家庭成员的疫苗接种信息。

姓名：

日　期	疫　苗	阶段/剂次	下次接种时间
2019年6月12日	伤寒（口服）	第1剂，共3剂	第2剂接种时间为2019年6月14日；第3剂接种时间为2019年6月16日

日　期	疫　苗	阶段/剂次	下次接种时间

体重记录

要想监测体重的变化、保持健康的体重，必须做好体重记录。你可以复制下面的空白表格，提供给有需要的人员。表中身体质量指数的计算公式可在本书第17页找到。

姓名：

日期和时间	体　重/kg	身体质量指数（BMI）	备　注
2019年6月12日 上午9点	75	24.0	属于正常范围

血压记录

无论你多久测量一次血压，都可以使用下表进行记录。如果你是在家中测量血压，那么应该尽量固定在每天的同一个时段进行测量，因为血压在一天中的不同时段会有波动。

姓名：

日期和时间	收缩压/mmHg	舒张压/mmHg	备　注
2019年6月12日 上午9点	120	80	属于正常范围，晚上再测

健康检查记录

下表可用于记录你和家庭成员做过的健康检查项目及结果。

姓名：

日　期	检查项目	结　果	备　注
2019年6月12日	乳房X线检查	正常	3年内再做一次乳房X线检查

日 期	检查项目	结 果	备 注

索引

A

B

C

D

E

F

致谢

多林·金德斯利公司谨向以下各位致以谢意: Dr Shannon Hach for checking the contents; Dr Max Balm for his advice on some of the medical tests;
Lori Cates Hand，Barbara Campbell，and Bethany Patch for regional information; Michael Clark for editorial assistance; Katy Smith for design assistance; Ann Baggaley and Jamie Ambrose for proofreading; Helen Peters for the index; and Rakesh Kumar (DTP Designer)，Priyanka Sharma (Jackets Editorial Coordinator)，and Saloni Singh (Managing Jackets Editor).

DK India would like to thank George Thomas for design assistance; Neeraj Bhatia for technical assistance; and Aditya Katyal for picture research assistance.

The publisher would like to thank the following for their kind permission to reproduce their photographs:

(Key: a-above; b-below/bottom; c-center; f-far; l-left; r-right; t-top)

6-7 **iStockphoto.com:** E+ / filadendron. 33 **iStockphoto.com:** E+ / kali9. 35 **Alamy Stock Photo:** Burger / Phanie (b). 36 **Getty Images:** Westend 61. **iStockphoto.com:** E+ / andresr (cra). 38 **Alamy Stock Photo:** APHP-PSL-GARO / Phanie (b). 39 **Science Photo Library:** Aberration Films Ltd (t). 40–41 **iStockphoto.com:** E+ / andresr (t).
44 **Dreamstime.com:** Tyler Olson (b); Rattanachot 2525 (cra).
45 **Alamy Stock Photo:** Science Photo Library / Ian Hooton (cr).
46 **Alamy Stock Photo:** Burger / Phanie. 49 **Alamy Stock Photo:** Garo / Phanie (t). 50 **Alamy Stock Photo:** Burger / Phanie (b).
51 **iStockphoto.com:** E+ / Photomick (cb). 54 **Alamy Stock Photo:** BSIP SA / B. Boissonnet (b). 60 **Alamy Stock Photo:** Science Photo Library / Tek Image. 63 **123RF.com:** belchonock (cr). **Alamy Stock Photo:** Science Photo Library (crb). 66 **Science Photo Library:** James King-Holmes (t). 68 **Science Photo Library** (t). 70 **Getty Images:** Digital Vision / kuniharu wakabayashi (b). 71 **Getty Images:** The Image Bank / Lester Lefkowitz (cr). 74 **Dreamstime.com:** Jovanmandic (b).
75 **Dreamstime.com:** Xannondale (cla). 77 **Dreamstime.com:** Ali Rıza Yıldız (r). 80–81 **Dreamstime.com:** Sarinya Pinngam (t). 89 **Alamy Stock Photo:** Fredrick Kippe (r). **Dreamstime.com:** Henrik Dolle (bl). 93 **Alamy Stock Photo:** Westend 61 GmbH / Christian Vorhofer (tl). **Dreamstime.com:** Ilexx (tr). 95 **iStockphoto.com:** E+ / pixelfit (t).
98 **Alamy Stock Photo:** Science Photo Library (r). **Science Photo Library:** Dr P. Marazzi (clb). 99 **Alamy Stock Photo:** Mediscan (cl). 103 **Dreamstime.com:** Arne 9001 (t). 104 **Science Photo Library:** Mark Thomas (bl). 105 **Dreamstime.com:** Eveleen 007 (r).
106–107 **Alamy Stock Photo:** Mehmet Çetin (b). 107 **Getty Images:** Photodisc / Andrew Dernie (cla); Photodisc / Jacobs Stock Photography (crb). 109 **Science Photo Library:** Ralph Eagle (br).
112 **iStockphoto.com:** kentarus (cr). 114 **Alamy Stock Photo:** BSIP SA / Mendil (cr). 118–119 **Dreamstime.com:** Denys Kovtun (t). 118 **Alamy Stock Photo:** Science Photo Library (bl). 128 **iStockphoto.com:** ruizluquepaz (tr). 129 **Dreamstime.com:** Hootie 2710 (b).
134 **iStockphoto.com:** Jan-Otto (tr). 135 **Dreamstime.com:** Wavebreakmedia Ltd (t). **Science Photo Library:** Oxford University Images (b). 141 **Alamy Stock Photo:** Burger / Phanie (tr).
146 **iStockphoto.com:** E+ / laflor (br). 151 **Alamy Stock Photo:** BSIP SA / B. Boissonnet (t). **Dreamstime.com:** Gawriloff (br). 153 **Alamy Stock Photo:** Cultura Creative (RF) / Eugenio Marongiu (b).
154 **Getty Images:** Digital Vision / Taiyou Nomachi (b). 155 **iStockphoto.com:** E+ / People Images (tr). 157 **iStockphoto.com:** E+ / gilaxia (t). 159 **Alamy Stock Photo:** Paik Photography (br). **Dreamstime.com:** Paultarasenko (t). 160 **Getty Images:** Creativ Studio Heinemann (cr). 161 **Getty Images:** Moment / MirageC (cra); The Image Bank / Catherine Delahaye (bl). 162 **iStockphoto.com:** Katarzyna Bialasiewicz (b).
163 **Getty Images:** Science Photo Library (tr). **iStockphoto.com:** Napadon Srisawang (clb). 164–165 **Dreamstime.com:** Lightfieldstudiosprod (t). 168 **Science Photo Library:** Sovereign，ISM. 172 **Science Photo Library:** James King-Holmes (tl，ca).
173 **Science Photo Library:** James Cavallini (tl). 175 **Super Stock:** Phanie/Phanie (tr)

All other images © Dorling Kindersley

For further information see: www.dkimages.com

说明：致谢中提到的页码为英文版图书的页码（减8后等于中文版页码）。